AF176701

Dr. Dietrich Volkmer

Herd, Focus, Störfeld

Beiträge zur Komplementär-Medizin

DR. DIETRICH VOLKMER

HERD, FOCUS, STÖRFELD

BEITRÄGE ZUR KOMPLEMENTÄR-MEDIZIN

Alle Rechte vorbehalten
© Dr. Dietrich Volkmer

Die Deutsche Nationalbibliothek verzeichnet diese Publikation
in der Deutschen Nationalbibliografie;
Detaillierte bibliografische Daten sind im Internet unter
http://dnb.ddb.de abrufbar

Text, Layout, Grafiken, Umschlaggestaltung
Dr. Dietrich Volkmer

Titelgrafik: Dr. D. Volkmer

Internet-Seiten
www.drvolkmer.de   www.literatur.drvolkmer.de
www.buchtipps.drvolkmer.de   www.privat.drvolkmer.de

Alle Rechte liegen beim Autor
Die Verbreitung von Inhalten des Buches in jeglicher Form
und Technik, auch auszugsweise, ist nur mit
schriftlicher Einwilligung des Autors gestattet

Herstellung und Verlag
BoD Books on Demand
Norderstedt
Printed in Germany

2. Auflage

ISBN 9783752873740

Inhalt

Gedanken zur Einleitung

Vor ca 15 Jahren erschien der Vorläufer dieses Buches mit dem Titel „Eigener Herd – Goldes Wert?". Irgendwie erschien mir der Titel nicht so passend für ein medizinisches Buch und zudem hatte sich auch vieles geändert, so dass ich im Jahr 2005 das Buch völlig überarbeitete und es erschien mit dem Titel „Herd, Focus, Störfeld – Beiträge zu einem brennenden Thema". Beim Überprüfen dieses Buches musste ich dann feststellen, dass sich inzwischen wieder vieles geändert hatte, denn die Zeit, der unerbittliche Taktgeber unseres Lebens, kennt keinen Stillstand. So ich habe das Buch noch einmal völlig aktualisiert und auf den neuesten Stand gebracht.

Das ist jetzt das Buch, das Sie zur Zeit in Ihren Händen halten.

Es ist eine schwierige Aufgabe in der Medizin, über Störfelder zu schreiben.

Dieses Thema führt irgendwie ein Schattendasein. Jeder weiß darum, jeder hat davon schon einmal gehört, aber alles bleibt irgendwie im Unklaren und Verschwommenen. Um beiden Seiten, dem medizinischen „Fachmann" und dem medizinischen Laien etwas an informatorischer und argumentativer Unterstützung zu geben und zur positiven Kommunikation beizutragen, wurde von mir dieses Buch konzipiert.

Zwar findet in heutiger Zeit der suchende Patient vieles, wenn nicht fast alles im Internet, meist über die Suchmaschinen, aber dies bleibt immer etwas problematisch, da sich so etwas wie Bruchstücke oder Informations-Torsi anhäufen, die für sich manchmal den Anspruch der Allgemeingültigkeit erheben, es oft aber nicht sind.

Patient und Arzt verstehen einander häufig nicht, da sie verschiedene Sprachen sprechen. Besonders im medizinischen Sprachgebrauch haben sich Wörter / Fachwörter etabliert, die für den Laien nicht immer verständlich oder nachvollziehbar sind.

Zudem ist die Vorstellung des Arztes nicht immer mit der des Patienten deckungsgleich, so daß Mißverständnisse an der Tagesordnung sind.

Eine annähernde Identität der Vorstellungen kann nur erreicht werden, wenn es dem Patienten gelingt, sich in die Begriffsinhalte einzufühlen oder in sie hineinzuschlüpfen, so wie man in einen Handschuh hineinfährt. Liegen die Inhalte innerhalb der Gedanken-Bandbreite des Patienten, fühlt er sich zwar nicht unbedingt wohler, aber er kann zumindest mit einer verständnismäßigen Aufarbeitung beginnen.

Einige der medizinischen Wörter, die begriffsmäßig wie Gummi dehnbar sind, sind die Wörter „Herd", „Focus" oder „Störfeld".

Unter diesen Oberbegriffen wird einfach alles Undefinierbare, Unklare und Unverständliche einsortiert.

In diesem Buch will ich den Versuch wagen, das Undefinierbare etwas zu definieren und das Unverständliche verständlicher zu gestalten. Es soll zudem dem Arzt Bilder und Ideen nahebringen, die ihm helfen, dem Ratsuchenden plastische Darstellungen anzubieten.

Ebenso soll der medizinische Laie in den folgenden Kapiteln Informationen und Hinweise finden, die ihn aus der fachlichen Hilflosigkeit zum kompetenten Gesprächspartner des Arztes werden lassen.

In Gedanken sehe ich zwar das bedenkliche Stirnrunzeln mancher Kollegen, die den Einbruch von sogenannten "Halbgebildeten", wie sie es manchmal überheblich nennen, in ihre angestammten Domänen nicht übermäßig gern sehen. Aber ich denke, der Patient hat ein Recht auf eine umfassende Information. Geht es doch um nichts Geringeres als um ihn selbst, seinen Körper, sein Leiden, seine Krankheit und zu guter Letzt um seine Gesundheit. Dieses Interesse läßt den Markt der populärwissenschaftlichen Medizin, der Fernseh-Medizin-Reportagen, der Gesundheitsmessen und der Apotheken-Zeitschriften boomen.

Als Autor dieses Werkes habe ich die berechtigte Hoffnung, daß dieses Buch seine Nische in dem großen Angebot der Medizinliteratur finden und zugleich denjenigen in die Hände fallen möge, die auf der Suche nach einer derartigen Aufklärung sind. Im Internet ist die Suche – falls sie erforderlich ist – relativ einfach geworden. Oft reicht nur ein Stichwort wie zB. „Focus" aus.

Vielleicht kristallisiert sich so aus der Verschwommenheit der Gedanken ein klareres Bild zum Nutzen von Arzt und Patient heraus.

Vieles in diesem Buch entstammt den Erfahrungen meiner Praxis, in der ich tagtäglich mit einer Reihe von chronisch kranken Patienten, die teilweise lange Leidenswege hinter sich haben, konfrontiert werde und wurde. Eine nicht immer leichte Aufgabe. Es ist also nicht alles theoretisch am Schreibtisch konzipiert.

So mancher Patient stößt das erstemal auf den Begriffs-Schatz der-sogenannten Alternativ-Medizin (kein glücklich gewähltes Wort!, es-klingt so nach Rohkost und Sandalen - vielleicht wäre und ist Komplementär-Medizin eine bessere Formulierung), die von ganz anderen Voraussetzungen ausgeht und in vieler Hinsicht ein gänzlich anderes Weltbild hat. Naturgemäß ist ein Ratsuchender, wenn er sich nicht schon intensiv mit diesem Themenkreis befaßt hat, erst einmal überfordert.

Nicht immer ist man als Therapeut zeitlich in der Lage, das gesamte Gedankengebäude vom Fundament her aufzubauen.

So hat dieses Buch für mich und für manch anderen mit ähnlichen„Aufgaben" befaßten Kollegen die nützliche Zusatz-Funktion der privaten oder häuslichen Patienten-Aufklärungshilfe, um nicht immer wieder Ermüdend-Gleichförmiges wie ein Endlos-Tonband an den Mann oder die Frau zu bringen. Auch einen Therapeuten überfällt bei einem Übermaß an ständig Gesagtem nach einiger Zeit so etwas wie eine Erklärungsmüdigkeit.

Das bescheidene Wissen um diese Dinge konnte natürlich nicht im-Alleingang erworben werden, sondern ist das Produkt einer intensiven fachlichen Zusammenarbeit mit einer Reihe von aufgeschlossenen Freunden / Kollegen / Menschen. Zudem habe ich gerade was diese Thematik anbetrifft, unzählige Kurse und Seminare besucht, die mich gegenüber manchen Standard-Methoden etwas kritischer werden ließen.

Den Lehrern und Kollegen, die mich an ihrem Wissen teilhaben ließen, bin ich außerordentlich dankbar.

Letztendlich sei auch vielen Patienten Dank gesagt, die mir durch eine genaue Schilderung ihrer Probleme Zusammenhänge bewußt werden ließen, die mir vorher nicht klar waren.

Ihnen allen sei für die direkte und indirekte Mithilfe an dieser Zusammenfassung gedankt.

Bad Soden, September 2018

Schulmedizin oder „Alternativmedizin / Komplementärmedizin"

Es gibt vehemente und lautstarke Verfechter dieser beiden, wie es vordergründig scheint, weit auseinanderdriftenden Methoden. Im Lager der Schulmedizin wimmelt es von zum Teil wortgewaltigen Vertretern, von denen alles, was außerhalb des von ihnen manchmal mühsam Erlernten mit Begriffen wie Scharlatanerie, Kräuterweibleinmedizin, Humbug, Paramedizin, mentales Gift etc.etc. abgekanzelt wird. Nur sogenannte objektive Verfahren wie Labormedizin, Röntgenuntersuchung, Computertomographie, Magnetresonanztomogramm, Elektrokardiogramm, Elektroencephalogramm usw. usw. können in deren Augen anzeigen, was mit dem Patienten los ist. In mindestens fünfzig Prozent der Fälle hat das ja auch seine Richtigkeit. Und man ist auch glücklich, etwas zu finden.

Sollte aber das unglaubliche (leider passiert es in der letzten Zeit immer häufiger) Phänomen auftreten, daß sämtliche klinischen Parameter nichts Auffälliges hergeben, obwohl der Patient, der Leidende, über ausgeprägte subjektive Beschwerden klagt, herrscht erst einmal Unsicherheit und Verwirrung. Erst auf einer, dann auf beiden Seiten.

Ein Patient, der keine „objektiv" nachweisbaren Befunde hat, darf eigentlich nichts haben. Er (oder sie) ist dann

* ein Simulant (die gibt es natürlich auch)
* ein Arbeitsscheuer, der nur krank geschrieben werden will (davon gibt es genug)
* ein Hypochonder (kommt auch vor)
* ein psycho-vegetativ Gestörter (auch die gibt es) oder gar ein
* Verrückter oder eine Verrückte (was ist eigentlich normal?)
* eventuell ein Koryphäenkiller (davon reisen auch so einige im Land herum).

Wenn ich hinter jede geistige Zuordnungs-Schublade in Klammern eine Bestätigung notiert habe, möchte ich damit andeuten, daß es diese bedauernswerten Menschen tatsächlich gibt, denn das Spektrum menschlicher Verhaltensweisen ist immens weit.

Viele davon haben einfach nur

* mangelnde Zuwendung
* Schwierigkeiten oder mangelnde Anerkennung im Beruf
* werden in ihrem Beruf gemobbt
* keine Gesprächspartner
* eine Autoritätsperson nötig
* eine Krücke nötig, an der sie sich festhalten können, auch wenn sie „Krankheit" heißt
* den „Fehler", Schuld immer beim anderen oder der „bösen" Umwelt zu suchen
* keine Absicht, Verantwortung zu übernehmen
* nicht durchschaut, daß Leben und Lernen zusammengehören.

Diese Liste ließe sich beliebig fortsetzen, immer unter der wahrlich schwer zu beurteilenden Prämisse, daß keine anatomischen Hirndefekte angeborener oder erworbener Art vorliegen.

Kehren wir zurück zu jenen Leidenden, die durch das normale schulmedizinische Raster hindurchfallen / durchgefallen sind und den Stempelaufdruck erhalten haben: Ohne Befund.

Wäre da nicht die bescheidene Frage am Platz, die da lauten könnte: Sind eventuell die angewandten Untersuchungs-Methoden ungeeignet, um den Befindlichkeitsstörungen des Patienten nahezukommen? Oder: Gibt es vielleicht „Zustände", die mit diesen relativ groben, zu Teil invasiven Methoden nicht erfaßt werden können?

Oder: Sind vielleicht subtilere Methoden geeigneter, die mehr der Vielschichtigkeit des Wesens Mensch gerecht werden und ihn nicht nur als somatische Zell-Agglomeration ansehen?

Einige Zwischensätze seien hier eingefügt: Ich bin mir bewußt, auf welch schwierigem Grat ich balanciere. Es können Begriffe auftauchen wie normal und abnormal, psychisch gesund und psychisch krank, die über das noch hinausgehen, was ich weiter oben aufgeführt habe.

Daher muß ich einiges in aller Ehrlichkeit gestehen: Ich weiß nicht, was ein psychisch Gesunder ist. Gibt es das überhaupt? Was unterscheidet eigentlich einen psychisch „Gesunden" von einem psychisch „Kranken"? Offensichtlich gibt es nur einen generellen Unterschied: Ein psychisch „Kranker" sieht die Umwelt anders als es die große Masse, die sich als „normal" empfindet, tut und richtet dementsprechend sein Verhalten anders aus, was wiederum dem Gros der sich „normal" dünkenden Mitmenschen befremdlich und suspekt vorkommt.

In der evolutiven Entwicklung scheinen sich innerhalb abgegrenzter Kulturkreise bestimmte Verhaltens-„Normen" entwickelt zu haben, die stillschweigend von der Mehrzahl der in dieser kulturellen Landschaft lebenden Personen als „normal" empfunden und akzeptiert werden.

Extreme Abweichungen von diesem Muster erhalten die fast wörtlich zu nehmende Apostrophierung „ver-rückt", weil vom Standpunkt der Masse abge-rückt.

Wir wollen also diese unglücklichen Ratsuchenden, die nach herkömmlichen Diagnose-Methoden „in Ordnung" zu sein scheinen, in der weiten Bandbreite ansiedeln, die der „Normal"-Bürger als seinesgleichen ansieht. Es ist der sympathische Nachbar von nebenan, der Kollege am Arbeitsplatz, der nette Autofahrer, der nicht auf seinem Vorfahrtsrecht beharrt, der freundliche Kellner beim Italiener in der Nachbarstraße oder die hübsche junge Dame, die in der Firma das Telefon bedient.

Von der Schul- und Krankenschein-Medizin derart im Stich gelassen, suchen viele nunmehr ihr Heil in jenem Bereich der Medizin, der dem Kernig-Orthodoxen äußerst suspekt erscheint.

Sie gehen zum Heilpraktiker, zum Osteopathen, zum Fußreflexzonentherapeuten, gar zum Geistheiler, zum Schamanen, ferner zu den immer zahlreicher werdenden Ärzten für Naturheilkunde und was es sonst noch an therapeutischen Richtungen geben mag. Und hier wird ihm oftmals (aber auch wahrlich nicht immer) geholfen.

Kann man es diesen Patienten verdenken, daß sie nunmehr auf diese nichtschulmedizinischen Behandlungsmaßnahmen schwören und die von ihrem Haus- oder Facharzt leichtfertig verordneten schweren chemischen Geschütze entweder nicht einnehmen oder gar nicht erst in der Apotheke abholen?

Was macht denn nun die sogenannte Alternativmedizin oder Komplementärmedizin anders?

Einmal bemüht sie sich oder versucht es, den ganzen Menschen als Einheit zu sehen, in dem alles mit allem zusammenhängt. Darauf werden wir noch zu sprechen kommen. Diese Sichtweise ist dem Spezialistentum, in dem jeder nur den ausbildungsmäßig erlernten Bereich „bearbeitet", diametral entgegengesetzt. Das Wort „Fach-Arzt" sagt es, wenn man ein wenig in die Sprache hineinhorcht, doch ganz genau: Da ist eine Parzelle, ein Fach, „sein" Fach und darüber bewegt man sich selten hinaus oder man überweist an einen anderen Fach-Arzt, womit häufig ein weiterer circulus vitiosus in Gang gesetzt wird.

Des weiteren bedient die Ganzheitsmedizin, so wollen wir sie provisorisch einmal nennen, sich anderer Diagnose- und Therapiemethoden.

Einige Diagnosemethoden

* Kinesiologie
* Kirlianfotografie
* Decoder-Dermografie / Segmentelektrogramm
* Thermografie
* Elektroakupunktur nach Voll
* Bioelektrische Funktionsdiagnose
* Vegetativer Reflextest (Vegatest)

Einige Therapiemethoden (kein Anspruch auf Vollständigkeit):

* Akupunktur
* Homöopathie (Einzel- und Komplex-Mittel-Homöopathie)
* Organpräparate, Isopathika und Nosoden
* Pflanzenheilkunde (Phytotherapie)
* Schüßler-Salze (Biochemie)
* Spagyrik
* Biophysikalische Therapie (MORA-Therapie, Bioresonanztherapie)
* Reflexzonenmassage u.ä.
* Bachblüten
* Farblichttherapie oder Farbtherapie
* Neural-Therapie
* Radionik

Einige dieser Verfahren setzen an einem Bereich des Menschen an, den wir einmal als den unsichtbaren Energiekörper bezeichnen wollen, der von einigen fortschrittlichen Physikern wie z.b. Burkhard Heim oder F.A. Popp als solcher anerkannt, ja sogar mathematisch verifiziert wurde. In meinem Buch „Jenseits der Molaren" bin ich ausführlich darauf eingegangen (2. überarbeitete und aktualisierte Auflage).

Den Ausführungen sei an dieser Stelle noch einiges hinzugefügt, um die Unterschiede zwischen Schulmedizin und einer erweiterten, umfassenderen Heilkunde weiter zu verdeutlichen.

Die neue Physik geht von einer physikalischen Welt aus, die sechsdimensional gestaltet ist. Sie brauchen sich keine Mühe geben und Ihr Hirn zermartern: Vorstellen kann man sich das nicht mehr, dazu ist unser Gehirn nicht geeignet. Mathematisch lautet es folgendermaßen: Die physische Welt ist darstellbar in einer Matrix von 36 nichtlinearen Tensorgleichungen, das ergibt eine Matrix von sechs Spalten und sechs Zeilen.

Normale Diagnose-Methoden wie EKG, Blutparameter, Röntgen etc.(also Einmalmessungen) sind nur dreidimensional (9 nichtlineare Tensorgleichungen). Nimmt man wie bei Belastungs-EKGs, Ther-

15

moregulations-Diagnostik etc. die vierte Dimension, also die Zeit hinzu (quasi als Reaktion des Patienten innerhalb der Zeitachse auf den ersten Reiz), so erhalten wir 16 nichtlineare Tensorgleichungen.

Vergleicht man nunmehr die verschiedenen Diagnosemethoden, so können wir eines klar feststellen:
Normale Diagnose-Methoden erfassen nur 25% (9:36) aller möglichen physikalischen Parameter. Beim Hinzunehmen der Zeit wird das Verhältnis besser (16:36), aber immer noch geringer als 50%.

Ein Großteil der verfügbaren Informationen wird somit nicht berücksichtigt, der Mensch als physikalisches Wesen (daneben gibt es selbstverständlich noch weitere nichtphysikalische Bereiche, wir wollen sie einmal vorsichtig als Psyche oder Seele bezeichnen) nur zum Teil „durchschaut".

Man kann es auf folgenden Nenner bringen:
Diagnose-Methoden wie die Elektroakupunktur, das Vegatest-Verfahren oder die Kirlianfotografie, die den sechsdimensionalen Energiekörper des Menschen berücksichtigen, zeigen bereits Informationen im Vorfeld klinischer Erfaßbarkeit, also in einem beginnenden Stadium, in dem sie besser behandelbar sind als im Zustand manifester Schäden.

Unter diesen Voraussetzungen sind auf einmal „Schulmedizin" und „Komplementär-Medizin" (beides unschöne Ausdrücke!) im Grunde keine Gegensätze mehr, sondern beides Teile eines großen Ganzen, das man als Integrierte Medizin oder Ganzheitliche Heilkunde oder Holistische Medizin bezeichnen könnte.

Jedes der primär so konträr anmutenden Systeme trägt bei zu einem neuen Gebilde, einem umfassenderen Gebäude, in dem alle Methoden ihren Platz und vor allem ihre Berechtigung haben.

Leider: Auch in der sogenannten Alternativ-Medizin gibt es Ausschließlichkeitsfanatiker, die wiederum sämtliche Methoden der Schulmedizin verteufeln. Das allerdings dient dem Zusammenkommen beider Richtungen auch nicht.

Um die Grenzen besser abzustecken, vielleicht einige konkrete Beispiele:

Ein komplizierter Beinbruch gehört in die Chirurgie. Homöopathie und Phytotherapie, evtl. noch die Magnetfeld-Therapie, können aber entscheidende Hilfe beim Heilungsverlauf erzielen, quasi als Ergänzungs oder Komplementärmedizin. Ein Muskelkater nach einer durchtanzten Nacht oder einer Sportveranstaltung hingegen wird besser auf die Homöopathika Rhus toxicodendron und Arnica reagieren, wobei zusätzlich normale Massage oder sonstige Physiotherapie durchaus hilfreich sein kann.

Lebensbedrohliche akute Infekte erfordern nach wie vor den Einsatz der Klassischen Medizin inklusive der Antibiotika. Diese haben seit ihrer Entdeckung unzählige Menschen vor dem sicheren Tod gerettet. Eine leichtfertige Verabreichung bei banalen Infekten sollte jedoch der Vergangenheit angehören, selbst wenn diese Infekte häufiger auftreten. Wir wissen inzwischen, daß Antibiotika den physiologischen Darmbakterien ebenfalls den Garaus machen (Antibiotika machen keinen Unterschied zwischen nützlichen und pathogenen Bakterien) und obendrein ein modernes Problem der Medizin, die Pilzerkrankungen, fördern. Man sollte das Immunsystem besser mit Echinacea-Präparaten usw. stärken, die Sauna aufsuchen und vor allem die Ernährungsgewohnheiten überprüfen. Bewegung soll zudem der Gesundheit ebenfalls förderlich sein.

Hinzu kommt ein weiteres schwerwiegendes Problem: Es ist die zunehmende Resistenz vieler Bakterienstämme gegen Antibiotika, besonders in den Krankenhäusern, die manche Behandlungen erschweren bzw bei lebensbedrohlichen Zuständen eine Behandlung fast unmöglich machen können.

Eine Kooperation anstelle von Konfrontation, ein gegenseitiges Akzeptieren wäre für Arzt und Patienten gemeinsam von Nutzen. Dann könnten sich beide so mißtrauisch beäugenden Brüder die Hand unter einem gemeinsamen Dach namens „Umfassende heilkundliche Medizin" reichen.

Sprachliche Vorbetrachtungen

Um mit dem Begriff „Herd" besser umgehen zu lernen, müssen wir uns weit, weit in die Vergangenheit zurückbewegen.

In unendlicher ferner Zeit, so lehrt uns die christliche Mythologie, dargelegt in der Schöpfungsgeschichte des Alten Testamentes, lebte der Mensch im Paradies.

Dieses Paradies hat nichts gemein mit landläufigen Vorstellungen wie: Ewiger Frühling, Reichtum und Besitz, keine Pflichten, keine Arbeit, nur Wohlbefinden, womöglich sogar noch eine PS-Nobelkarosse und Benzin gratis sowie eine Villa am Meer.

Es handelt sich vielmehr um einen Zustand, den der Mensch heute nicht mehr verstehen kann, sondern nur umschreiben kann, häufig nur durch Negationen. Damals lebte der Urvater Adam in Einheit mit allem, was ist. Er war ein Teil der Natur und empfand sich auch so.

Wie fernes Donnergrollen schwebte aber über ihm bereits das Thema der Zweiheit oder Polarität.

Schenkt man der Schöpfungsgeschichte Glauben, so gab es bereits Tag und Nacht, Sonne und Mond, verschiedene Pflanzen, verschiedene Tiere etc.

Nur der Mensch lebte allein. So erschuf Gott, als Adam in tiefen Schlaf fiel, aus einer Rippe (Luther übersetzt es so) die Männin, wie sie hebräisch genannt wird. Wir kennen sie besser unter dem Namen Eva.

Nun ist der Mensch schon etwas weiter aus der ursprünglichen Einheit gefallen, Mann und Frau, männlich und weiblich stehen sich als Pole, als unterschiedliche Ideen gegenüber. Aber noch ist der innere Zusammenhang mit Gott nicht abgerissen, noch leben beide im Garten Eden.

Jedoch die unsichtbare Dramaturgie des Universums hat in die Speichen eines Rades gegriffen, das sich nicht mehr zurückdrehen und aufhalten läßt.

Im Garten Gottes stehen zwei Bäume: der Baum des Lebens und der Baum der Erkenntnis. Die Schlange, jenes listige Tier, jenes frühe

Symbol des Gefallenseins, überredet Eva vom Baum der Erkenntnis zu naschen. Der Streit, ob es nun ein Apfel gewesen ist oder eine Feige, hat nur untergeordneten Stellenwert.

Die Schlange verspricht die Erkenntnis von Gut und Böse. Und Eva fällt darauf herein.

Der Fall aus der Welt der Einheit, aus dem Paradies in die Kälte der Verstandeswelt schließt jenes menschliche Kapitel ab. An den Folgen leiden wir noch heute.

Unverbesserliche suchen noch immer die geographische Lage des Gartens Eden. Sie werden das Paradies nie finden. Es ist nämlich kein Ort. Vielmehr ist es ein Zustand, den jeder Mensch nur in sich erreichen kann. Ein schwerer Weg. Ein Weg voller Dornen. Ein Weg voller Mühen. Wie im neuen Testament nachzulesen.

An dieser Stelle mag sich mancher fragen, was die Genesis mit unserem Thema „Herd" und „Störfeld" zu tun hat.

Der Mensch hantiert tagtäglich mit einer Unzahl von Sprachgebilden, prosaisch Wörter genannt, und ist sich des Wunders, des Geheimnisses der Möglichkeit und der Macht, sich zu artikulieren gar nicht bewußt.

Woher kommen nun eigentlich unsere Wörter für bestimmte Dinge? Wo liegen die Wurzeln unserer Sprache? Warum gibt es so viele verschiedene Sprachen auf der Welt (man schätzt sie auf ungefähr zweitausend, die Mundarten gar nicht mitgezählt)?

Diese Themen beschäftigten bereits die griechischen Philosophen, genau jedoch werden wir es nie wissen, denn der Ursprung des gesprochenen Wortes, lange existent vor dem geschriebenen Wort, verliert sich im Dunkel der Menschheitsgeschichte.

Eines kann man jedoch konstatieren: Auch die Wörter kommen aus dem Paradies. In der biblischen Schöpfungsgeschichte gibt der erste Mensch, Adam, den Tieren einen Namen, das heißt, er stellt sie als abgespaltene Teile aus sich heraus, sie sind nicht mehr nur ein Teil von ihm.

In Urzeiten beinhalteten die Wörter alles in seiner Nicht-Aufgeteiltheit, in seinem ununterschiedenen Ganzen. Später begann der

Mensch, so könnte ich es mir vorstellen, durch verschiedene Tonhöhen oder Betonungen das eine Wort zu nuancieren, um dadurch die gegensätzlichen Pole besser hervorzuheben und seinen Mitmenschen das eigene Innenleben verständlicher zu machen. Ein Beispiel dafür ist uns aus der griechischen Sprache erhalten, in der Pharmakon sowohl Gift als auch Heilmittel bedeutet.

Auch in unserer deutschen Sprache sind noch eine Reihe von derartigen Anzeichen vorhanden.

Die Worte Handel und Händel (altes, heute nicht mehr gebrauchtes Wort für Streit) entstammen einer Wurzel, das eine davon den Frieden benötigend, das andere Kampf und Gegensatz bedeutend. Eine indogermanische Wurzel dürften die Worte Fest (im französischen fête, im Volksmund heute noch als Fete gebraucht) und Fehde besitzen.

Sie weisen ebenfalls auf die ursprüngliche Einheit hin. Diese Beispiele mögen genügen, denn ich möchte auf die Ambivalenz des Wortes Herd hinaus.

Unter einem Herd stellt sich der Durchschnittsbürger erst einmal etwas ganz Praktisches vor, vielleicht einen Elektroherd, einen Gasherd oder auch einen modernen Mikrowellenherd. Neben diesen vordergründigen Assoziationen mögen weiterhin andere Vorstellungen aufsteigen. Als es die eben beschriebenen Herde noch nicht gab, war der Kamin oder der Kohlenherd neben einem Kachelofen die Drehscheibe jeder Wohnung und jedes Hauses.

In aller Herrgottsfrühe (welch ein herr-liches Wort!) wurde das Feuer entfacht, um den Morgenkaffee zuzubereiten und vor allem, um im Winter behagliche Wärme zu erzeugen.

Ich kann mich an meine Nachkriegskindheit noch gut erinnern, in der eine Zentralheizung die Ausnahme war und Isolierglas noch in der Zukunft lag. An jenen eiskalten Wintertagen (irgendwie waren die Winter früher kälter), wenn Eisblumen mit ihren filigran-halbtransparenten Figuren die Fenster verzierten, und man das Aufstehen bis zur letzten Sekunde hinauszögerte, war meine Mutter bereits mutig und unerschrocken in der Küche, um uns Kindern ein warmes „Morgen-Ambiente" zu verschaffen.

Diese alten Kohlenherde hatten oben auf der Herdplatte über den Feuerstellen jeweils mehrere konzentrische Ringe, die man einzeln von innen nach außen entfernen konnte, um die Wärmewirkung des Feuers auf Topf oder Pfanne zu intensivieren. Welch ein heimelig anmutendes, aber manchmal auch beängstigendes Geräusch war es, wenn das Feuer im Ofen loderte und prasselte und sich wohlige Wärme im Raum verbreitete.

Im alten Rom war der Tempel der Vesta das Symbol für Herd und Heim. Die Tempeljungfrauen, die Vestalinnen, hatten für die ständige Flamme zu sorgen.

In den mittelalterlichen Häusern und Burgen hing der Kochtopf an einer Sägezahn-Eisenstange ins Feuer hinein. Kam unverhofft Besuch oder die Männer von Jagd oder vom Feld, so wurde der Topf einen Zahn tiefer ins Feuer hineingehängt. Daher stammt unser Umgangswort: Einen Zahn zulegen. In der Küche des Goethe-Hauses in Frankfurt und auch in anderen Museen kann man dies noch besichtigen.

Immer stellte der Herd oder auch das Feuer generell den Mittelpunkt einer kleineren oder größeren menschlichen Gruppe dar. Er bedeutete: Wärme, Geborgenheit, Zentrierung, warme Speisen sowie Getränke für körperliches Wohlergehen.

So wie alles auf dieser Welt aber im Sinne der Polarität eine Kehrseite hat, ist es auch bei dem primär Behaglichkeit symbolisierenden Herd.

Während sich Handel und Händel, Fest und Fehde sprachlich formal auseinander entwickelt haben, ist in dem alten Wort Herd die sprachliche Ambivalenz noch enthalten.

Neben all den positiven Eigenschaften lauert ein Gefahrenmoment in jedem Herd.

Man muß dem Feuer Beachtung schenken, man tut gut daran, es zu beobachten. Mit Feuer ist nicht zu spaßen. Gerät es einmal außer Kontrolle, so wird es zu einer der zerstörerischsten Naturgewalten und setzt Wohnung, Haus, ja ganze Häuserzeilen in Brand. Der rote Hahn, wie es früher einmal hieß, holte sich seine Opfer.

Aus Wärme und Geborgenheit wird jäh Schrecken und Entsetzen. War es gerade noch lebenserhaltend, so wird es unversehens zum Zerstörer alles Lebendigen. Die vielen Brände in früheren Jahrhunderten, in Schillers „Glocke" so eindrucksvoll ins Versmaß komponiert, sind ein beredtes Zeugnis für die Unachtsamkeit, die so mancher seinem Herd entgegenbrachte. Ganze Häuserfluchten oder gar Stadtviertel fielen der Feuersbrunst zum Opfer.

Im übertragenen Sinn verwenden wir heute das Wort Herd für andere Begriffe. Wir sprechen von einem Unruhe-Herd oder Spannungs-Herd, wenn politisch-soziale Umstände ein ständiges Unter-Kontrolle-Halten erfordern.

So wie früher der Herd das Zentrum des Hauses und damit der Kommunikation war, versteht man heute unter einem Herd eine Art Punkt oder Fläche oder Situation, von der etwas ausgeht.

Diese Ausführungen mögen genügen, um die sprachlichen Zusammenhänge und vor allem die Doppeldeutigkeit und die Bandbreite des uns beschäftigenden Wortes „Herd" und damit der Wörter „Focus" und „Störfeld" aufzuzeigen und uns den Sprung in die Verwendung auf medizinischem Gebiet zu erleichtern.

Herd, Focus, Störfeld

Im letzten Kapitel haben wir das Wort Herd in polarer Weise kennengelernt. In unserem Organismus haben wir uns ebenfalls mit feurigen Themen auseinanderzusetzen. So spricht man von körpereigener Verbrennung und von den Schlacken, die dabei anfallen.

Diese Vorgänge sind physiologischer Natur und bedürfen bei einem einigermaßen gesunden Lebenswandel keiner intensiven Beachtung, d.h. man setzt sie als gegeben voraus.

Erst dann, wenn in bestimmten Bereichen des Körpers sich Zentren herauskristallisieren, die von den körpereigenen Ausscheidungs- und Abwehrorganen nicht mehr physiologisch eliminiert oder in Schach gehalten werden können, spricht man von einem Krankheitsherd. Das heute gern gebrauchte Wort Focus macht es noch einmal deutlich. Als Verbum „focussieren" ist es in der Fotografie bzw. Videografie ein Synonym für „scharf einstellen, zur Schärfe bringen, präzis beachten". Das Wort „Störfeld" hingegen spricht eine deutliche Sprache, der man nichts hinzufügen muß.

Mir scheint, so mancher Krankheits-Focus tritt mit eben diesen Ansprüchen an seinen menschlichen Besitzer heran. „Beachte mich, nimm mich zur Kenntnis", könnte es lauten „ich habe dir in aller Deutlichkeit und Schärfe etwas mitzuteilen".

Das Bindegewebe oder Mesenchym

Prof. Pischinger (Wien) durchschaute als erster die immense Bedeutung des Bindegewebes für den Menschen. Das sich im gesamten Organismus befindliche Bindegewebe ist mitnichten eine Art Kitt- und Zusammenhaltesubstanz, für die es von der anatomisch orientierten Schulmedizin gehalten wurde. Es hat eine ungemein lebenswichtige Aufgabe, da es in letzter Konsequenz durch seine Tätigkeit als „Transitsystem" oder „Transitstrecke" die vielfältigen Funktionen sämtlicher Zellen ermöglicht. Jedes Molekül, das in eine Zelle, den spezifischen Träger der Körperfunktionen - auch Parenchym-Zelle genannt - transportiert wird, durchquert das Bindegewebe oder Mesenchym. Denn die Versorgungsadern des Organismus, die Arterien als Zulieferer und die Venen als Abtransporteure in Form der Kapillaren beliefern und entsorgen nicht die Zelle direkt. Ein Vergleich verdeutlicht es plastischer.

Nehmen wir dazu eine der ältesten Kulturen unseres Planeten, das Alte Ägypten. Der Nil war die große Lebensader für Ober- und Unterägypten. Auf ihm wurde alles mit Ruder- und Segelbooten transportiert. Am Bestimmungshafen wurde dann abgeladen, also geliefert (Arterien) oder aufgeladen, also abtransportiert (Venen). Mit Trägern und / oder Lasttieren wurde alles in die abseits liegenden Regionen weitergeleitet bzw aus dem Umland zum Hafen gebracht.

Diese Feinverteilungsaufgabe wird im Körper vom Bindegewebe erfüllt. Über uns zum Teil noch unbekannte Mechanismen bekommt jede Zelle ihren nötigen Anteil und stößt gleichzeitig den Zell-Müll aus. Zudem verlaufen nervale Reize und hormonelle Steuerungen ebenfalls über das Bindegewebe, das Pischinger als ein Gesamtorgan verstanden wissen wollte.

Solange die Wege und Straßen in diesem Gewebe (medizinisch: Mesenchym) frei sind, funktionieren die gesamten Vorgänge. Gerät der Körper aus irgendwelchen Gründen aus dem Gleichgewicht, so scheint dieses subtil abgestimmte System nicht mehr zu funktionieren.

Die Gründe können sein, um einige zu nennen:

* Falsche und einseitige Ernährung
* Zu wenig Flüssigkeitszufuhr
* Zu hohes Gewicht

* Unzweckmäßige allopathische Medikamente
* Schlecht verheilende Narben (innen und außen)

* Im Zahngebiet: Biologisch ungeeignete Füllungs- und Prothesenwerkstoffe

* Im Zahngebiet weiterhin: Störfelder wie tote Zähne u.ä.

* Zu wenig Bewegung, sitzende Arbeitsweise

Das wäre ein Teil der Störungsfaktoren.

Was ist dann nun aber ein Herd und wie wirkt er?

Um die Gesamtproblematik besser zu verstehen, möchte ich ein Beispiel aus der Militärgeschichte anführen, das den Vorteil hat, von jedem Patienten auch tatsächlich verstanden zu werden.

Ein fiktives Land X liegt mit seinem Nachbarland Y im Kriegszustand. An beiden Seiten der Grenze marschieren die Truppen auf, werden schwere Waffen zusammengezogen und Befestigungen angelegt. Für eine gewisse Zeit verharrt jedes Land in seinen Stellungen. Eines Nachts gelingt es dem Land X in einem Überraschungscoup die gegnerischen Linien zu durchbrechen, den Feind von hinten aufzurollen, das gegnerische Land zu besetzen und nach einem Friedensvertrag wieder Ruhe einkehren zu lassen.

Dieses Szenario wäre im Körper einer akuten Situation vergleichbar, einem Fieberanfall beispielsweise, in dem es dem Körper gelingt, mit seinen Hilfstruppen (Große Abwehr, Immunsystem) die Lage zu bereinigen und wieder Frieden („Gesundheit") herzustellen.

Natürlich kann das Spielchen einen gänzlich anderen Verlauf nehmen. Dann siegen die Erreger und der Mensch geht zugrunde. Das uralte Thema Fressen oder Gefressenwerden erstreckt sich über alle Ebenen materiellen Seins - es ist nur immer eine Angelegenheit der subjektiven Perspektive, aus der man das ganze Geschehen beobachtet.

Wir müssen uns angewöhnen, den Bakterien ebenso eine Art Ego zu konzedieren wie wir dies auch für uns einfordern.

Neben diesem relativ einfachen Fall ist eine völlig andere Endsituation denkbar. Die Ausgangslage ist gleich. Land X und Land Y rüsten bis an die Zähne. Die gesamte Volkswirtschaft leidet unter der Kriegssituation. Es finden an der Grenze kleinere Scharmützel statt, ab und zu werden gegnerische Stellungen beschossen, ein Aufklärungsflugzeug überfliegt die feindlichen Linien, es wird intensiv Spionage betrieben - aber die große und damit lösende Konfrontation findet nicht statt. Somit sind auf beiden Seiten Kräfte engagiert und gebunden, die u.a. der Wirtschaft beider Länder fehlen und somit der Gesamtheit schaden.

Auf den Menschen übertragen sprechen wir jetzt von einer chronischen Krankheit, die, wie der latinisierte Name chronisch (vom griechischen Vater des Zeus, Kronos, der symbolisch für die Zeit steht) schon sagt, von längerer Dauer ist.

Bleiben wir bei unserem Staaten-Modell. Bislang war eine Situation gegeben, in der es sich um einen äußeren Feind handelte. Denkbar wäre aber auch der folgende Zustand, womit wir unserem generellen Thema Herd / Focus wieder näher rücken: In einem Land entsteht durch Unzufriedenheit mit den gegebenen Umständen eine Art konspirative Gruppe, die gegen die bestehenden Zustände agiert und in der näheren Umgebung Zulauf durch andere Unzufriedene oder Leute, die grundsätzlich gegen jeden und alles sind, gewinnt. Da Anschläge auf Politiker und Regierungsgebäude befürchtet werden, müssen in dieser Gegend mehr Polizisten und Bewacher konzentriert werden. Das wiederum bewirkt eine Entblößung anderer Regionen von Schutzpersonal sowie einen erhöhten finanziellen Aufwand. In wenigen Worten: Eine kleine Region beansprucht wegen ihrer latenten Gefahr eine erhöhte Aufmerksamkeit, was für das gesamte Gemeinwesen von Nachteil ist.

Genau so kann die Situation eines „Krankheits"- oder „Unruhe"-Herdes im Organismus gesehen werden. Ein Herd raubt dem Körper Kraft, so daß für das Gesamtwesen ein Defizit an Energie entsteht. In Notzeiten, wenn diesem Körper eine erhöhte Abwehr abverlangt wird, wird er vielleicht eher in die Knie gehen. Es dürfte klar sein: Je mehr Herde oder Störfelder, desto stärker die Wirkung.

Der Vergleich des Körpers mit einem Staat liegt geradezu auf der Hand. So wie ein Volksgebilde nur dann prosperieren kann, wenn von der untersten Instanz, dem „kleinen Mann" auf der Straße, über Familien, Gesellschaften, Firmen bis hoch zu den Parteien alles an einem Strang zieht, stets das Beste für das eigene Land im Auge haltend, so wird der Körper nur dann in einem Zustand des Wohlbefindens anzutreffen sein, wenn alle Zellen und Organe sich diesem einen Ziel, der Körperharmonie, unterordnen. Der frühere amerikanische Präsident Kennedy hat es damals in einer bewegenden Rede bereits formuliert: Denke nicht daran, was dein Land für dich tun kann, sondern was du für dein Land tun kannst.

Zieht man unsere jetzige Situation in Deutschland einmal als Beispiel heran, so muß man einfach konstatieren: Der Egoismus in fast allen Bevölkerungsschichten überwiegt bei weitem den Altruismus. Ein positives Gegenbeispiel war aber die allseits anzutreffende Hilfs- und Spendenbereitschaft bei der damaligen großen Flut an der Oder. Auf das jetzt so aktuelle Thema der Asylantenfrage möchte ich sicherheitshalber gar nicht erst eingehen.

In den Gesprächen mit meinen Patienten gebe ich häufig ein weiteresBild: „Stellen Sie sich vor" so sage ich ihnen, „Sie hätten auf Ihren Schultern einen Sandsack mit sich zu schleppen: Morgens, mittags, abends und bei Nacht. Unter der Last dieses Gewichtes (sprich: Herd oder Störfeld) gehen Sie fast gebeugt, können nicht mehr richtig durchatmen, sind nicht mehr so beweglich, kurzum, Sie sind in Ihrem Aktionsradius und in ihrem Energie-Potential eingeschränkt.

Gelänge es nun, Ihnen diesen Ballast von den Schultern zu nehmen (sprich: Herdsanierung, Störfeld-Entfernung), so könnten Sie wieder gerade gehen und befreit durchatmen".

Dieses Argument wird von den meisten Patienten besser verstanden als irgendwelche theoretischen Erklärungsmodelle.

Kehren wir zurück zu den Ausführungen über das Bindegewebe. Um es noch einmal zu wiederholen: Pischinger stellte fest, daß das gesamte weiche Bindegewebe des Körpers als ein Organ anzusehen ist.

Die Herde, auf die wir im Anschluß detaillierter zu sprechen kommen wollen, liegen in eben diesem Bindegewebe oder sind mit ihm verknüpft, reduzieren dabei die Fähigkeiten des Mesenchyms in seiner Gesamtheit und erfordern eine ständige zwar physiologische

Aufmerksamkeit des Körpers, die aber wegen ihrer Energieaborption dennoch als pathologisch angesehen werden muß. Eine Art Patt-Situation im Organismus.

Um im Bild der konspirativen Gruppen zu bleiben: Hier wie dort kann nur der energische Zu- oder Eingriff die verfahrene Situation beenden, die aus einem ständigen Schlagabtausch im Kleinen besteht.

Dieser Zugriff, oder um ehrlicher und präziser werden zu wollen, dieser Eingriff ist eine Art Opfer für den Betreffenden. Der Opfercharakter, auf der physischen Ebene leicht, aber auch ungern verständlich, hat durchaus auch psychologische Facetten. Das Schicksal hat immer mehrere kleine Fingerzeige parat. Erst dann, wenn die leisen Töne überhört werden sollten, kommt es zu deutlicheren Schlägen. So ein „Nackenschlag", als das es die Menschen häufig empfinden, zwingt den Menschen dann in letzter Konsequenz dazu, das zu tun, was er freiwillig nicht tun wollte. Aus einem freiwillig zu spendenden Opfer (das kann vielerlei sein) ist dann ein Zwangs-Opfer geworden. Dazu zählen ausnahmslos sämtliche Operationen. Auch Unfälle sollten in eine Betrachtung einbezogen werden. Da über diesen Themenbereich schon einiges an Literatur existiert, verweise ich auf die Zusammenstellung am Ende.

Pischinger geht bei seinen Betrachtungen von der somatischen / physiologischen Bedeutung des weichen Bindegewebes aus. Daraus folgert die somato-physiologische Bewertung eines im Mesenchym liegenden Herdes: Er stört die sogenannte Transitstrecke zwischen Blutgefäß, Nervenfaser einerseits und Parenchymzelle (der eigentlichen hoch-spezialisierten Zelle wie Leber-, Schleimhaut- oder Nierenzelle) andererseits. Zufuhr und Abtransport müssen Hindernisse überwinden.

Darüber hinaus kommen wir nicht umhin, die Frage nach der Störung auf einer „höheren Etage" zu stellen - nämlich auf der energetischen Ebene. Dazu müssen wir das uralte Wissen der chinesischen Philosophie heranziehen, das von einer sogenannten Lebensenergie, Chi, ausgeht, die sich im Organismus nach einem bestimmten Fahrplan bewegt.

Auf dem Weg durch den „Energiekörper" verweilt sie, die Lebensenergie, jeweils zwei Stunden täglich in einem der zwölf klassischen Meridiane (Lunge, Dickdarm, Magen etc). Diese Meridiane sind gedachte Verbindungslinien, zu einem energetischen Organ gehörend, die verschiedene Teilbereiche des Körpers untereinander verbinden, die prima vista erst einmal gar nichts miteinander gemein haben.

Sie scheinen aber, um einen modernen Begriff anzuführen, ein gleiches Schwingungsmuster zu besitzen, das mich dazu veranlaßt hat, das Wort Resonanzketten zu prägen.

Resonanzketten - die unsichtbare Allianz

Um dem Leser das Nachblättern in meinem Buch „Jenseits der Molaren" (falls Sie es haben) zu ersparen und um dem Neuling auf diesem Gebiet das Verständnis für die „Fern"-Wirkung der Herde oder Störfelder zu erleichtern, seien die einzelnen Resonanzketten mit ihren wichtigsten „Kettengliedern" kurz aufgelistet.

Ein Bild sagt mehr als tausend Worte, denn die meisten Menschen sind visuelle Wesen. Die Abbildung 1 ist daher hervorragend geeignet, die Interdependenzen, d.h. die gegenseitigen Abhängigkeiten im menschlichen (und auch im tierischen, mit Sicherheit auch im pflanzlichen) Körper deutlich zu machen.

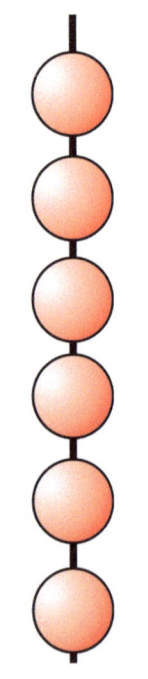

Sämtliche Kugeln hängen an einer Kette. Stellen Sie sich nun einmal vor, Sie haben die Aufgabe, eine der Kugeln zu bewegen ohne die anderen aus der Ruhe zu bringen. Egal, mit welchen Tricks oder Finessen Sie an die gestellte Aufgabe herangehen: Nie wird es Ihnen gelingen, eine einzige Kugel in Schwingung zu versetzen, ohne eine der anderen in Mit-Schwingung zu versetzen. Das Ausmaß der Resonanz hängt von der Sanftheit oder Derbheit des Anstoßes ab. Und genau das ist das Prinzip der resonanzkettenmäßigen Verflechtung. Ein stark gestörtes Organ wird seine Mitbrüder entsprechend stark in Unruhe versetzen.

Was heißt das in der Praxis? Wenn ein Problem (Schmerz, Schwellung, Druck, Hauterscheinungen) im oder am Körper auftritt, wird man gemäß seiner schulmedizinischen Ausbildung geneigt sein, dort zu behandeln, wo sich das Symptom zeigt. Doch es bessert sich nicht.

Abb. 1
Resonanzketten

Denn nicht immer ist die Ursache direkt in der Symptom-Gegend zu suchen, sondern liegt in anderen Bereichen. Für diesen Fall ist das Wissen um die Resonanzketten von außerordentlichem Nutzen.

Resonanzkette 1 Nieren-Blasen-Meridian	Resonanzkette 2 Leber-Gallenblasen-Meridian
Stirnhöhlen (Sinus frontales) Obere / untere Frontzähne 12 - 22, 42 - 32 Nieren, Blase Mann: Hoden, Prostata Frau: Uterus, Ovarien Knie hinten Kleiner Zeh	Auge Keilbeinhöhle (Sinus sphenoi- dalis)) Obere / untere Eckzähne Zum Lebermeridian gehörend: Zähne 14. 24, 44, 34 Leber, Gallenblase Hüfte, Knie seitlich Großzeh, 2. kleiner Zeh

Resonanzkette 3 Milz-/Pankreas-Magen-Meridian	Resonanzkette 4 Lunge-Dickdarm-Meridian
Mund-Rachenraum Kieferhöhlen (Sinus maxillares) Obere Molaren 17, 16, 26, 27 Untere Prämolaren 45, 44, 34, 35 Magen. Pancreas, Milz Kiefergelenke Knie Schilddrüse, Nebenschilddrüse Weibliche Brust (Mamma) Großzeh, 2. Zeh	Nase Siebbeinzellen (Sinus ethmoi- dales) Obere Prämolaren 15, 14, 24, 25 Untere Molaren 47, 46, 36, 37 Lungen, Dickdarm Appendix LWS (spez. L 4, L5, S1) Schulter, Ellenbogen Zeigefinger, Daumen

Resonanzketten

Resonanzkette 5
Herz-Dünndarm-Meridian

Zunge
Mastoid
(Knöcherne Zellen Mittelohr)
Weisheitszähne Ober- und Unterkiefer
18, 28, 38, 48
Herz
Dünndarm
Schulter, Ellenbogen
Kleiner Finger
Nebennieren
Energiehaushalt

Einige Beispiele sollen das Gesagte wiederum erhellen:

.1. Ein Patient mit ständigen Schwellungen und Beschwerden am Fuß wird lange vom Orthopäden erfolglos behandelt.
Homöopathische Mittel für die Nieren bzw den Nieren-Blasen-Meridian lassen die Schwellung verschwinden.

2. Ständige Verspannungen und Schmerzen im Schulter-Arm-Gelenk erfordern kein Spritzen in diese Gegend, sondern oft und eher eine Überprüfung des Dick- und Dünndarm-Meridians.

3. Schmerzen an einem oberen Vierer (erster Prämolar), der keine Füllung hat, sind keine Indikation für eine Wurzelbehandlung, sondern bedürfen einer zusätzlichen Abklärung der Bereiche Leber und evtl. Gallenblase oder Dickdarm.

Leider sind diese Betrachtungsweisen in der orthodoxen Medizin nicht bekannt. Man beraubt sich daher vieler Behandlungsmöglichkeiten und damit auch Behandlungserfolge.

Die Hauptstörfelder im Körper

Im Kopfbereich sind es
* Nasennebenhöhlen (Sinus paranasales)
* Zähne und Umfeld
* Mandeln (Tonsillen)

Im Bauchraum zählen dazu hauptsächlich
* Gallenblase
* Blinddarm (Appendix) oder besser Wurmfortsatz
* Der gesamte Darm

Im Genitalbereich
Beim Mann:
* Prostata

Bei der Frau
* Gebärmutter (Uterus)
* Eierstöcke (Ovarien) und Adnexe

Diese Aufzählung ist natürlich nicht vollständig, sondern zeigt nur die häufigsten Störfelder auf.

Darüber hinaus kann jede Narbe oder auch jeder Fremdkörper im Bindegewebe ein Auslöser für störfeldbedingte Erkrankungen sein. Das sieht auf den ersten Blick relativ einfach aus, aber die Diagnose ist manchmal schwierig.

Man muß also nur suchen, wo der Herd ist, kann ihn behandeln und damit müßte man im Grunde von dieser Geißel befreit sein.

Leider sind die Dinge etwas komplizierter bzw. werden es, je länger ein solcher Zustand besteht.

Ein „potenter" Focus kann in einer anderen Region des Körpers ein weiteres Organ auf den oben beschriebenen Resonanzketten so lange stören, bis auch dieses sich zum Störfeld entwickelt, das wiederum

33

Rückwirkungen auf das erstbetroffene Organ oder Störfeld haben kann. Nunmehr gilt es zwei Organe bzw. Regionen zu behandeln.

Mit manchen Diagnose-Methoden, z.B. der Elektroakupunktur nach Voll(EAV), dem Vegetativen Reflextest (Vegatest nach Schimmel) oder dem BFD-Regulationstest nach Pflaum besteht die Möglichkeit abzuklären, welcher der beiden Faktoren der sogenannte dominante Focus ist.

Behandelt man, mit welcher Methode auch immer, dieses Hauptstörfeld, so kann man in der Mehrzahl der Fälle davon ausgehen, daß sich in dem anderen, weniger dominanten Gebiet ebenfalls etwas tut. Es ist wie eine Art Mitzieh-Effekt. Der Starke reißt die Schwachen mit - in diesem Fall zum Wohl des Patienten oder „Störfeldbesitzers".

Eines gilt jedoch: Je komplexer das ganze Geschehen und je länger es besteht, desto schwerer und langwieriger ist eine Behandlung. Eine vollständige Heilung ist dann in den seltensten Fällen möglich.

Im Folgenden wollen wir uns mit der Anatomie, der krankhaften Entwicklung und mit den therapeutischen Möglichkeiten der Naturheilkunde bzw. der Homöopathie befassen. Hauptanliegen ist dabei eine Form der Betrachtung, die auch dem Laien das Verständnis ermöglicht.

Die Nasennebenhöhlen

Allgemeines

Auf den ersten Blick könnte man bei einem Vergleich mit gelochten Baumaterialien der Vorstellung erliegen, die Nasennebenhöhlen seien nur im Kopf, um Material / Gewicht zu sparen oder das in manchen Fällen (gedanken- und sorgen-) schwere Haupt nicht noch schwerer zu machen, damit die Halswirbelsäule das fußballgroße Gebilde ganz oben auch tragen kann.

Diese Vermutung ist mit Sicherheit teilweise richtig, denn die Natur bzw. der von der Evolution über Jahrmillionen ausgearbeitete „Bauplan" hat immer viele „vernünftige" Lösungen erzielt.

Zusätzlich scheinen die Nasennebenhöhlen mit einigen weiterreichenden Aufgabengebieten versehen zu sein.

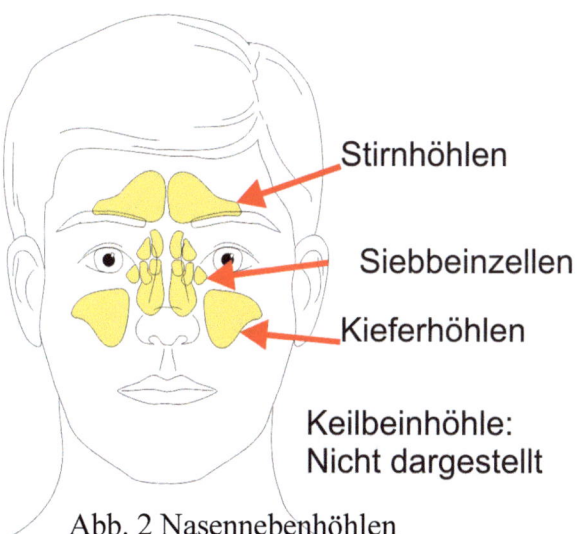

Stirnhöhlen

Siebbeinzellen

Kieferhöhlen

Keilbeinhöhle:
Nicht dargestellt

Abb. 2 Nasennebenhöhlen

Dafür müssen wir uns so wenig wie möglich aber so viel wie nötig mit der Anatomie befassen.

Es gibt insgesamt vier Nasennebenhöhlen: Die paarig angelegten Kiefer- und Stirnhöhlen sowie die Siebbeinzellen und die weiter hinten liegende Keilbeinhöhle. Auf der obigen Grafik habe ich versucht, die einzelnen Nebenhöhlen darzustellen.

Im weitesten Sinn wären noch die Zellen des Warzenfortsatzes (Mastoid) erwähnenswert, da sie mit dem Hals-Nasen-Bereich in Verbindung stehen. Jeder, der einmal den schmerzhaften Druck im Ohr beim Landeanflug des Flugzeuges durch Schlucken und den damit erwirkten Druckausgleich gebessert hat, kennt diesen Zusammenhang.

Die Nasennebenhöhlen sind mit der gleichen Schleimhaut ausgestattet wie die Nase, die Dicke ist allerdings etwas geringer. Die oberste Schicht besteht aus sogenannten Epithelzellen, die vielfach kleine Flimmerhärchen tragen. Ferner sind eine große Anzahl von kleinen Drüsen vorhanden.

Die größte Nasennebenhöhle mit ca. 10 bis 25 ccm Volumen ist die Kieferhöhle (Sinus maxillaris). Sie erstreckt sich aus der Voransicht ungefähr über das Gebiet zwischen Nase, Augen und Zähnen. Wenn Sie ca. 1,5 cm unterhalb des Auges Ihren Zeigefinger aufsetzen, dann zeigen Sie genau darauf.

In der Umgangssprache der Laien werden fälschlicherweise häufig sämtliche Nebenhöhlen als Kieferhöhle bezeichnet.

Die Stirnhöhle (Sinus frontalis) finden Sie, wie der Name schon sagt, oberhalb der Augenbrauen. Etwas schwerer zu lokalisieren sind die Siebbeinzellen (Cellulae ethmoidales): Ertasten Sie einmal Ihr Nasenbein: Dort wo der Knochen endet und der Nasenknorpel beginnt, liegen in einer Verlängerung dieses Punktes in den Kopf hinein die Siebbeinzellen.

Noch weiter hinten, unter der Schädelbasis, liegt die Keilbeinhöhle (Sinus sphenoidalis), auf der obigen Grafik nicht dargestellt. Bildet man an der Linie Nasenwurzel-Hinterkopf und der Linie zwischen beiden Kiefergelenken gedachte Linien, so liegt die Keilbeinhöhle ungefähr im Fadenkreuz.

Besonderes Augenmerk verdient diese Keilbeinhöhle. Sie hat nämlich eine sehr enge anatomische Beziehung zu einem der wichtigsten Steuer-Organe im menschlichen Organismus, der Hypophyse (deutsch: Hirnanhangdrüse), die wiederum mit dem Hypothalamus gemeinsam eine Art komplexes Überorgan bildet, das Außenreize, Emotionen und hormonelles Geschehen auf eine bislang schwer zu erklärende Art und Weise zu einer Gestaltungs- und Formungssymbiose verbindet. H.W. Woltersdorf hat in seinen Büchern immer wieder ausführlich und gut verständlich darauf hingewiesen.

Daher sind Erkrankungen akuter und chronischer Art, die die Keilbeinhöhle betreffen, nicht auf die leichte Schulter zu nehmen. Sie können eine Art Dauerreiz auf das hormonelle Steuerungs-System der Hypophyse ausüben. Folgen, die dann der Gynäkologe, der Internist oder HNO-Arzt an Organen (Drüsen) präsentiert bekommt, die nichts anderes sind als die Folge einer Irritation der Hypophysen-Steuerung. Aspiranten auf derartige funktionelle Störungen können beispielsweise all diejenigen Frischluft-Fanatiker und Promi-Menschen sein, die bereits bei noch unzeitgemäßen Temperaturen die Verdecke ihrer noch nicht bezahlten oder geleasten Cabrios nach hinten klappen und ihren Kopf fröhlich-unbedarft zum Frommen der Hals-Nasen-Ohren-Ärzte und zum Schaden ihrer Krankenkasse oder Versicherung der kalten Zugluft aussetzen; Motto: Gesehen werden ist alles.

Oder jene Jugendlichen, die bei lausigen Temperaturen zwar nicht ganz kopflos, aber doch bar jeder Kopfbedeckung mit ihren Snowboards und Skiern die Pisten herunterflitzen. Dieses falsch verstandene Heroentum läßt die spätere chronische Sinusitis bereits erahnen. Aber das macht ja nichts, dafür gibt es ja die eben bereits erwähnte Solidargemeinschaft namens Krankenkasse.

Sämtliche Nasennebenhöhlen sind mit der Nasenhaupthöhle, also der eigentlichen Nase, mit mehr oder weniger breiten Gängen verbunden.

Wie werden nun diese luftgefüllten Höhlen zum Störfeld?

Das ist nicht so einfach zu beantworten. Eines steht fest, es ist ein Geschehen, das mehrere Faktoren enthält und so wollen wir versuchen, uns diese Problematik zu erarbeiten, denn in abgewandelter und organspezifischer Form gilt sie auch für die übrigen Störfelder.

Vorab eine Auflistung der Zusammenhänge zwischen Nebenhöhlen und Organen (s. auch Kapitel Resonanzketten)

Kieferhöhlen .... Magen, Pankreas, Milz
Siebbeinzellen .... Dickdarm
Stirnhöhlen .... Niere, Blase, Urogenitalbereich
Keilbeinhöhle .... Leber, (Gallenblase)
Warzenfortsatz (Mastoid) ... Dünndarm

Für das weitere Verständnis ist eines wichtig: Sind die jeweils zugeordneten Organe ihrerseits auf irgendeine Weise gestört oder verändert, so werden sie im Sinne einer Fernwirkung die Widerstandskraft im Bereich der Nebenhöhlen reduzieren.

Nehmen wir dazu ein Beispiel:
Ein Angestellter arbeitet in einer Bank, die eine Klimaanlage hat. Der häufige Wechsel zwischen einem Kunstklima und dem natürlichen Klima, besonders im Sommer, ist für die Schleimhäute des Atemtraktes nicht gut. Der Körper antwortet mit einem Schnupfen, der nichts weiter als die zwar subjektiv unangenehme aber wichtige Möglichkeit für den Organismus darstellt, über das Nasensekret die Entzündungs- und Reaktionsprodukte der Schleimhaut loszuwerden. Da unser fiktiver Patient zum karrierebewußten Typus zählt, der in der Firma nicht fehlen und zudem den Schnupfen schnell als lästige „Botschaft" loswerden möchte, greift er zu einem Antibiotikum, das ein um Patienten beflissener, jedoch übereiliger Arzt ihm verordnet. Der unbequeme Schnupfen bessert sich und mit der Devise „Die moderne Medizin macht's möglich" stürzt sich unser Herr X wieder ins volle Geschäftsleben. Doch an einem kühlen Oktobertag erwischt es ihn wieder, diesmal etwas intensiver. Das Antibiotikum, das beim letztenmal den Schnupfen so elegant wegzauberte, erweist sich diesmal als wenig oder gar nicht wirksam. Aber da gibt es ja noch die guten Nasensprays. Das hilft in der Tat. Eines aber bleibt dem Patienten verborgen: Die empfindlichen Schleimhäute der Nasenneben-

höhlen gehen erheblich geschwächt aus diesem Massiv-Beschuß hervor. Die feinen Härchen auf den Epithelzellen sind träge geworden, das Sekret kann nicht mehr so leicht durch die Schleimhaut ausgeschieden werden. Es hat sich eine chronische Sinusitis entwickelt.

Ein Problem ergibt sich natürlich bei Rednern, Schauspielern und Sängern, die zu einem bestimmten Termin topfit sein müssen. Ein Schauspieler, dem die Nase nur so trieft, ist kein ästhetisches Vergnügen. Und verstopfte Nasennebenhöhlen sind kein akustischer Ohrenschmaus.

Daraus kann eine Zyste oder ein Polyp werden.

Jeder chronische Prozeß erfordert immer eine Bereitstellung von körpereigener Energie, wie wir das in den Kapiteln zuvor beschrieben finden.

Behandlungsmöglichkeiten
Zuerst die Frage: Wie kann man sich davor schützen, was kann man als Prophylaxe tun?

Bei entsprechender Empfindlichkeit alles vermeiden, was derartige Infektionen auslösen kann und vorbeugend alles unternehmen, was die Widerstandskräfte stärkt:

Prophylaxe
* Räume mit Tabakrauch und
* Stark klimatisierte Räume meiden
* Bei niedrigen Temperaturen die richtige Kleidung wählen
* Sport und Sauna
* Spülungen mit Kochsalzlösung bzw. Emser Salz. Einen halben Teelöffel des Salzes in warmem Wasser auflösen und durch die Nase hochziehen. Inzwischen gibt es dafür bereits bestimmte „Kännchen", die dieses Procedere vereinfachen.

Beim Eintreten des Schnupfens oder einer akuten Sinusitis

* Unterstützung der körpereigenen Abwehr mit Echinacea-Präparaten und Lymphaktivierungsmitteln (die Lymphe ist eine

klare Flüssigkeit, die die Abbaustoffe und Gifte aus dem Bindegewebe aufsammelt).

* Nasenöle wie Nasenöl Weleda
* Homöopathische Mittel (Komplexmittel) wie Luffa 210 Tabletten Nestmann, Luffa Synergon Tropfen Kattwiga, Sinfrontal, Cinnabsin Tabletten DHU um nur einige aufzuführen.

Aus der Einzelmittelhomöopathie sind je nach Schnupfenart einsetzbar: Allium cepa, Luffa, Euphorbium, Hydrastis, Cinnabaris, Kalium bichromicum.

* Mora- oder Bioresonanz-Therapie. Für diese Verfahren gibt es geeignete Elektroden für die Akupunktur-Punkte, die mit der Nase und den Nasennebenhöhlen korrelieren

Bei chronischer Sinusitis

Eine früher gern ausgeführte, heute aber möglichst zu vermeidende Operation ist das Ausräumen der Schleimhäute. Die meisten Patienten haben danach Beschwerden, die nur sehr schwer zu lindern oder gar zu beheben sind. Denn die Schleimhäute sind ja nicht die Ursache, sondern nur derjenige Körperteil, an dem sich etwas zeigt. Das Entfernen der Schleimhäute beraubt den Körper der Möglichkeit, über diese Membran Toxine auszuschwemmen. Der nach einer Operation entstehende Druck und / oder Schmerz ist ein Signal / Hinweis für / auf einen Stau.

Das Folgende ist daher ungleich wichtiger:

* Das Rauchen einstellen. Der inhalierte Rauch zerstört die Flimmerhärchen.
* Lymphdrainage im Kopfgebiet, um den Abtransport der Toxine anzuregen.
* Aromatherapie. Anregung durch geeignete Düfte wie Eucalyptus, Kiefer oder Kamille
* Gibt es eine Klimaanlage im Auto oder Büro?
* Homöopathische Mittel wie oben. Zusätzlich Schüßler-Salze wie Biochemie Nr. 4 Kalium chloratum D 6 Nestmann

* Zusätzlich noch Organpräparate (Beispielsweise: Membrana sinuum paranasalium Wala).und Nosoden (Organpräparate werden aus biologisch aufgezogenen Tieren gewonnen; Nosoden sind aus pathologischen Sekreten, erkrankten Organen oder Krankheitserregern sterilisierte und homöopathisch aufbereitete Mittel).

* Fast immer ist gleichzeitig die gesunde Darmflora gestört. Daher ist eine sogenannte Symbiose-Behandlung mit geeigneten Mitteln als Parallel-Behandlung unerläßlich.

Last not least ist auf genügend Flüssigkeitszufuhr zu achten. Bei einer eventuellen Nosodenbehandlung muß immer für eine ausreichende Ausleitung (Unterstützung von Leber und Nieren) gesorgt werden. Parallel setzt man immer Organpräparate ein.

Damit sind nicht alle Möglichkeiten erschöpfend aufgelistet, das würde ein eigenes Buch füllen. Die Angaben dienen nur als Anregung.

Die Störfelder im Zahn-Mund-Kiefer-Bereich

Allgemeines

Das Entstehen dieser Herde erlebt der Patient zumeist intensiver als in anderen Körperregionen. Einmal, weil es etliche bzw sehr viele Zähne gibt, immerhin bis zu 32, die etwas haben können und zum anderen, weil man aktiv oder passiv spürbar in dieses Geschehen eingebunden ist.

Wenn wir diesem Gebiet etwas mehr Raum widmen als den übrigen Störfeldern, so ist es die Vielzahl der Zähne, die betroffen sein können und es hat zum Teil auch historische Gründe. Es gab einmal eine Zeit, da wurden die Zähne für alles Mögliche verantwortlich gemacht. So ließ beispielsweise der Leibarzt des Sonnenkönigs Ludwig XIV seinem Schutzbefohlenen sämtliche Zähne im Oberkiefer aus Prophylaxegründen ziehen, alles ohne Betäubung versteht sich, höchstens durch Alkohol.

Dabei kam es beim Ziehen der oberen Seitenzähne zu einem Abbruch eines Teiles des Oberkiefers, so daß fortan eine große Verbindung zwischen Mund- und Kieferhöhle bestand. Alles, was der König im Mund zu zerkauen oder besser zerquetschen versuchte, rutschte teilweise in die Nasennebenhöhle, speziell der Kieferhöhle. Da der König alles andere als ein Asket sondern mehr ein Vielfraß war, hatte man wohl täglich geraume Menge von Nahrungsmitteln aus der Kieferhöhle zu entfernen, wenn das überhaupt gelang. Wenn nicht, dann gärte und faulte das so still vor sich hin. „Quel odeur" kann man da nur sagen. Aber er wurde immerhin relativ alt.

Neben diesem wahrhaft finsteren Kapitel aus der Zahnreiß-Kunde kam es zu Beginn des letzten Jahrhunderts zu einem wahren Exodentismus (oder auch als Exodontismus bezeichnet). Da bei einigen Patienten sich das Rheuma oder die Arthritis nach dem Ziehen von Zähnen gebessert hatte, glaubte man darin ein Allheilmittel gefunden zu haben. Unmengen von teils kranken, teils gesunden Zähnen wanderten in den Mülleimer - nicht immer oder selten mit dem gewünschten Erfolg. Zum Glück schlug die Geschichte diese unglückselige Seite der Zahnmedizin, die noch an das alte Bader- und Barbiertum erinnerte, bald wieder zu.

Im Volksmund hat sich aber die gedankliche Querverbindung zwischen Herd und Zahn, Herden und Zähnen, hartnäckig gehalten. Dieses Kapitel ist daher der Versuch, ein wenig Klarheit, soweit man von Klarheit sprechen kann, in diese verworrene Assoziation zu bringen.

Zum besseren Eintauchen auch hier wieder einige anatomische Vorbemerkungen.

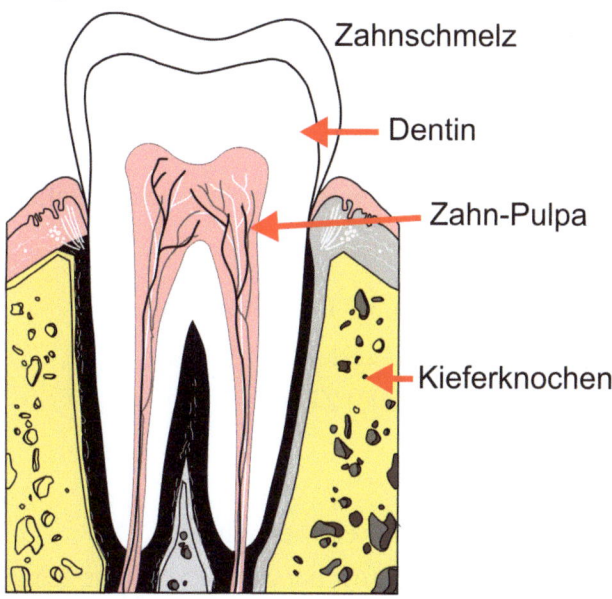

Abb. 3 Anatomie des gesunden Zahnes

Der Zahn besteht aus einer Krone, die in die Mundhöhle hineinragt und einer oder mehreren Wurzeln mit denen der Zahn im Kiefer verankert ist. Die äußere Schicht der Krone ist der Schmelz, die härteste Substanz im Körper. Darunter das etwas weichere Dentin und innen liegt die Zahn-Pulpa, das Zahnmark, im Volksmund ob der kollektiven Schmerzerfahrungen einfach Nerv genannt. Nerv und Blutgefäße treten an der / den Wurzelspitze(n) in die umgebenden Knochen aus.

43

Erwähnenswert wäre noch das Zahnfleisch, das wie eine Manschette den Zahn umkleidet.

Der deutsche Arzt Dr. Voll, der Begründer der Elektroakupunktur, bedachte das Gesamtgebilde Zahn-Kieferknochen mit dem Begriff Odonton.

Im Gegensatz zu allen anderen möglichen Störfeldern haben wir es im Bereich der Zähne mit einer wahren Vielfalt von Möglichkeiten zu tun.

Von der Störfeld-Entstehungsgeschichte her gibt es - einmal vereinfacht gesehen - drei Hauptursachen:

* Eigenes Verschulden (schlechte Pflege etc. mit Folgen wie zB. Karies)

* Unfälle (Fraktur von Zähnen)

* Zahnärztliches Verschulden (falsche bzw. unzulängliche Behandlung)

Was zählt nun zu den Zahn-Kiefer-Störfeldern:

* Zähne mit entzündeter / zerfallener Pulpa

* Wurzelbehandelte (avitale) Zähne

* Wurzelreste im Kiefer

* Verlagerte Zähne

* Zysten im Zahn-Mund-Kieferbereich

* Metallteile im Knochen (oft bei einer Extraktion abgebrochen und in die Wunde gerutscht)

* Chronische Kieferostitiden (Einzahl: Kieferostitis). Diese stellen einen unvollständig oder gar nicht völlig ausgeheilten knöchernen Bereich dar, der nach einer Zahnextraktion / Operation im Kiefer verbleibt

Bei so vielen Zähnen und so vielen Möglichkeiten kann es nicht verwundern, daß man eher an ein Zahnstörfeld gerät als an ein anderes Störfeld. Eines muß aber an dieser Stelle mit aller Deutlichkeit ausgesprochen werden:

Nicht immer ist ein Zahn-Kiefer-Störfeld die eigentliche Ursache für Rheumatismus, Gelenkschmerzen oder sonstige ungeklärte Phänomene.

Bevor man also irgendwelche Zähne zieht oder Operationen vornimmt, sollten die Zusammenhänge geklärt werden.

Selbst wenn irgendwelche Verbindungen oder Resonanzketten bestehen, kann nie eine Prognose oder gar ein Versprechen gegeben werden, ob sich überhaupt etwas ändert oder bessert oder verschwindet.

Dazu ist der menschliche Organismus und wir wollen es nicht verschweigen, auch die menschliche Psyche, viel zu kompliziert.

Auf der anderen Seite verschwinden oft nach dem Ausschalten eines Störfeldes in geradezu verblüffender Weise an gänzlich entfernten Körperstellen Missempfindungen, Schmerzen oder Bewegungseinschränkungen, die einen Patienten schon seit langem quälten.

Die wissenschaftliche Medizin spricht daher etwas herablassend borniert (immer ein Zeichen dafür, daß man in seinem engen Horizont unerklärliche Dinge nicht unterbringen kann oder will) von Placebo-Effekt oder Einbildung.

Kennt man jedoch die Regeln der Resonanzketten, dann wird so manches Unwahrscheinliche über die energetischen Zusammenhänge zwar nicht wissenschaftlich beweisbar aber resonanzkettenmäßig erklärbar.

Neben der Fernwirkung müssen wir noch eine lokale Wirkung annehmen, die bei der nun folgenden Besprechung der diversen Zahn-Kiefer-Störfelder näher erläutert werden soll.

Zähne mit entzündeter / zerfallener Pulpa

Dieses Buch soll auch für den Laien eine Nachschlage-Hilfe sein, daher will ich die Vorgänge in möglichst allgemein verständliche Worte fassen.

Wie kommt es zu einer Entzündung im Zahn?

Aus der Vielzahl der möglichen Ursachen wollen wir uns die drei häufigsten unter die Lupe nehmen.

1. Karies

Die Auflösung der Zahnhartsubstanz und die eindringenden Bakterien erreichen irgendwann die tieferen Schichten des Dentins und es kommt zu einer Entzündung der Pulpa (auch Zahnmark genannt).

Dieses Phänomen, landläufig als Zahnschmerz bezeichnet, ist wohl einer der unangenehmsten Schmerzen. So manche Mutter sagte zu mir, gegen das, was sie an und mit den Zähnen erlebt habe, sei die ganze Geburt ihrer Kinder ein „Klacks" gewesen.

Entzündung ist stets mit Schwellung verbunden. Das sieht man auf der Haut bei einem Pickel oder einer Entzündung. Die Stelle rötet sich und schwillt an.

Diese Möglichkeit zur Ausdehnung fehlt in dem engen Käfig des Zahnmarks und das macht den Schmerz so ungemein quälend, weil sich der Druck der Entzündung nur nach einer Stelle hin entwickeln kann – nämlich über die sehr enge Eintrittspforte des Nervs in den Zahn, nämlich an der Wurzelspitze (s. auch das Buch „Der Zahnschmerz")

2. Falsche / ungeeignete Füllmaterialien

Unter jede Füllung gehört eine Unterfüllung, die die tiefer gelegenen Partien vor den chemischen Noxen des eigentlichen Füllmaterials schützt. Kunststoffe und die früher viel verwendeten Silikate sowie die im Rahmen von Kunststoff-Füllungen meist verwandten Ätzmittel haben eine toxische Wirkung auf die Pulpa.

Fehlt nun die abpuffernde Zwischenschicht oder ist sie unzureichend, so geht die Wirkung direkt auf das Zahnmark. Das ist der Grund, warum nach dem Legen einer Füllung oft erst die Zahnschmerzen entstehen.

3. Schäden durch Beschleifen der Zähne (Präparationstrauma, Schleiftrauma)

Ist ein Zahn weitgehend zur Ruine geworden oder lassen Zahnlücken den Eigner als sozial etwas derangiert erscheinen, so muß man den Zahn für eine Krone oder die neben der Lücke stehenden Zähne für die Brückenpfeiler konisch präparieren, damit auf den Zahnstumpf eine Krone aufgestülpt werden kann.

Die Hochgeschwindigkeitsbohrer sind gewiß eine psychische Erleichterung, da das früher doch sehr unangenehme Rumpeln wegfällt. Aber jeden Vorteil muß man sich mit Nachteilen erkaufen. Der Turbospeed erzeugt natürlich Hitze, die durch eine ausreichende Wassermenge gekühlt werden muß. Ist die Kühlung nicht adäquat, führt das zur lokalen Überhitzung und zum „Verkochen" organischer Substanzen, besonders wenn man diese Bohrer noch im Dentin einsetzt. Manche Patienten berichten über einen leichten Brandgeruch.

Die Folgen sind irreversibel: Der Zahn kann nach der weiteren Manipulation sich schmerzhaft melden oder es bleibt als Dauerstreß eine chronische Pulpitis unter dem goldenen Mausoleum.

Daher ist die Nachsorge nach dem (hoffentlich vorsichtigen) Beschleifen eines Zahnes so außerordentlich wichtig, wie ich es in meinen Büchern „Homöopathie und Phytotherapie in der zahnärztlichen Praxis" sowie in weiteren Büchern (s. Literaturverzeichnis am Ende des Buches) ausführlich beschrieben habe.

In manchen Fällen verläuft das normalerweise brisante entzündliche Geschehen auf leise, kaum merkliche Art und Weise.

Der Zahn stirbt ab, das gesamte organische Gewebe im Zahn zerfällt und das Zahninnere wird zur reinsten Jauchegrube.

Entdeckt man (häufig per Zufall, manchmal durch Schmerzen) einen solchen Zahn und trepaniert (er wird aufgebohrt) ihn, so erinnert der entströmende Geruch eher an eine Fäkaliengrube denn an eine Parfümerie. Wir sprechen dann von einer gangränösen Zahnpulpa.

Es liegt auf der Hand, daß solche Fäulnisprodukte, fast kann man von Leichengift sprechen, sich in der Umgebung des Zahnes ausbreiten können und die gesamte Nachbarschaft verseuchen. Leider muß ich an dieser Stelle wieder darauf verweisen, daß die

Anzahl der Patienten, die nach dem Beschleifen von Zähnen und nach dem Einsetzen von Kronen und Brücken Schmerzen und / oder Schwierigkeiten haben, ungemein im Steigen ist, wie ich tagtäglich in meiner Praxis sehen muß. Diese Menschen werden oft als Hypochonder eingestuft, weil man angeblich auf der Röntgenaufnahme nichts sieht. Aber die Klagen sind berechtigt.

Wurzelbehandelte (avitale) Zähne

Sie entspringen fast ausnahmslos einem Zahnzustand, wie er eben beschrieben wurde.

Was wird nun bei einer Nerv- oder Wurzelbehandlung unternommen?

Der Zahnarzt entfernt nach der Eröffnung des Pulpencavums (deutsch: Markhöhle) sämtliches weiches Gewebe aus dem Zahn, desinfiziert den Wundkanal, spült mehrmals beispielsweise mit Wasserstoffsuperoxyd oder Natriumhypochlorit, so daß durch den beim Aufschäumen entstehenden Sauerstoff sämtliche Keime herausgetrieben und beseitigt werden.

Nach einer Weile, in der der Zahn mit einer medikamentösen Einlage versehen ist, wird der Wurzelkanal des Zahnes mit einer nicht schrumpfenden Paste und Guttapercha gefüllt. Vom technischen Aspekt her hat der Zahnarzt damit sein Bestes gegeben. Es gibt allerdings zwei große Bedenken, die mehr biologischer Natur sind.

1. Es gelingt fast nie, trotz sorgfältigster Reinigung, sämtliche organische Substanz aus den feinen Seitenkanälchen der ehemaligen Pulpa herauszulösen. Somit verbleiben im Zahn und an seiner Grenzfläche immer Eiweißzerfallsprodukte übrig (Mercaptane, Thioäther), die für das umliegende Gewebe und auch für die Leber eine Belastung darstellen.

2. Greifen wir das Bild der Resonanz-Kette wieder auf, so würde uns die Auswirkung auf das Gesamtschwingungsmuster schnell klar. Dort, wo zuvor Leben oszillierte, sitzt ein Hemmschuh. Oder um den

Vergleich zum Orchester zu aktualisieren: Einer spielt seinen Part nicht mehr richtig und stört mit seinen Mißtönen die restlichen Musiker. Oder in einem Chor (bei den Fischer-Chören fällt es wahrscheinlich nicht auf) singt einer falsch.

Die Wurzelspitzenresektion

Ganz Gescheite kommen nun auf eine „glänzende" Idee: Sie führen eine Wurzelspitzenresektion durch und glauben, damit das Problem aus der Welt geschafft zu haben. Mitnichten. Der avitale Zahl ist nach wie vor vorhanden, zwar etwas dezimiert, aber als Störobjekt ungebrochen.

Bei einer Wurzelspitzenresektion werden durch einen operativen Eingriff die Wurzelspitze bzw bei mehrwurzligen Zähnen die Wurzelspitzen entfernt. Also das Gebiet, an dem sich die Entzündung am Zahn befindet bzw der Bereich, den man mit einer Wurzelbehandlung nicht erreichen kann, da die Wurzel- oder Nerv-Kanäle sich zugesetzt haben (Fachwort: obliteriert), was bei zunehmendem Alter des Patienten durchaus normal ist.

Solche Eingriffe sind bei einem Frontzahn sicher eine Möglichkeit (mehr auch nicht), den Zahn zu erhalten. Im Seitenzahngebiet des Oberkiefers und Unterkiefers ist dies aber eine Methode, die sehr viel Beschwerden verursacht oder verursachen kann. Denn: Um an die Wurzelspitzen zu gelangen, muß viel Knochen entfernt werden. Im Oberkiefer wird dabei häufig dazu noch die Kieferhöhle eröffnet. Und dann kommt das Traurige: Vielfach müssen dann diese Zähne doch entfernt werden, weil sie weiterhin Beschwerden und Schmerzen verursachen. Und dann war die gesamte vorherige schmerzhafte Prozedur umsonst. Das ist leider ein Ergebnis, das ich immer wieder sehe.

Komplikationen bei Wurzelbehandlungen

Vielfach sind die Zahnärzte und auch die Patienten ganz verwundert, wenn nach einer Wurzelbehandlung der Zahn keine Ruhe gibt, obwohl er als „Leiche" gefälligst Ruhe zu geben hätte. Wie kann ein toter Zahn noch Schmerzen machen? Der Nerv ist doch gezogen! Wir wollen uns innerhalb dieser Betrachtung nicht mit der Frage der Art der Wurzelbehandlung bzw der verwendeten Materialien auseinandersetzen. Das ist Sache der klassischen Medizin.

Uns interessiert vielmehr die Problemstellung: Warum verhält sich der wurzelbehandelte Zahn anders als geplant / gewünscht? Wodurch kommt es noch zu Beschwerden?

Die Schulzahnmedizin hat ein relativ simples Lehrgebäude, trotz der vielen Untergruppierungen von der konservierenden Zahnmedizin, über die Parodontologie bis zur Implantologie.

Es gilt: Die Ursache einer Störung liegt für gewöhnlich dort, wo eine Mißhelligkeit als solche subjektiv empfunden wird. Wenn ich das Wort „Ursache" so salopp formuliere, bin ich mir durchaus bewußt, einer oberflächlichen Betrachtungsweise zu frönen. Hinter jeder Ursache steht wiederum eine andere, und so fort.

Die Naturheilkunde oder die ganzheitliche Medizin ist da keine Ausnahme. Das, was sie von der orthodoxen Medizin unterscheidet, ist die Tatsache, gegebenenfalls ein oder zwei Schritte weiter zu gehen bzw. zu fragen. Wir werden das gleich an einem Beispiel aufzeigen.

Wir steigen bei dem schmerzenden wurzelbehandelten Zahn wieder ein. Der holistisch ausgerichtete (Zahn)Arzt wird nunmehr fragen: Welches Organ der Resonanzkette, auf der der betroffene Zahn liegt, ist ebenfalls gestört? Was macht dem Zahn zu schaffen?

Im Organismus gibt es keine Einbahnstraßen. So wie ein Zahn ein Organ belasten kann, ist eine umgekehrte Zielrichtung möglich und vorhanden. Ich nenne es einen „Ping-Pong-Effekt". Dann gilt es immer, auch diese Organe mit homöopathischen / naturheilkundlichen Mitteln parallel zu behandeln.

Dazu das angekündigte Beispiel:

Ein Zahnarzt versucht einen unteren rechten Vierer (erster Prämolar) mittels einer Wurzelbehandlung zu „retten", wobei die Gründe dafür jetzt sekundärer Art sind. Aber der Zahn kommt nicht zu Ruhe. Aus der Voll'schen Zuordnung wissen wir: Resonanzkettenmäßiger Konnex mit Pankreas, Magen (Milz). Darüber hinaus haben sämtliche Vierer eine starke Beziehung zur Leber, sie sind die iovischen Zähne, also dem Jupiter symbolisch-archetypisch zugeordnet.

Und in der Tat, aus der Anamnese ergibt sich eine durchgemachte Hepatitis.

Der Einsatz von Lebermitteln wie Carduus marianus, Leptandra, Berberis, Taraxacum, Komplexmittel wie Herbanest Tropfen Nestmann und Organpräparaten wie Hepar (Wala) und Hepar comp. (Heel) bringt erst einmal Ruhe. Wohl gemerkt: Erst einmal, denn wir haben nun im Zahnbereich ein Störfeld, das wiederum die Leber belastet.

Sie, verehrte(r) Leser(in), werden gewiß fragen, warum in einem Buch über Störfelder den Zähnen so breiter Raum gewidmet wird.

Die Gründe werden sicher Ihr Plazet finden:

* Es gibt so viele davon, die zum Störfeld werden können.

* Zähne liegen, anders als die übrigen Organe, einem Zugriff wesentlich näher

* An ihnen kann das Thema Herde besonders gut und eindrucksvoll gelernt werden.

* Zähne können im Ernstfall leichter entfernt werden als ein anderes Körperorgan, ein Umstand, mit dem sich breite Bevölkerungskreise zwar nicht angefreundet haben, der aber doch allgemein eher auf Verständnis stößt.

* Im Bereich des medizinischen Ersatzteillagerangebotes rangieren künstliche Zähne in der Sparte: Überwiegend unkompliziert.

Verlagerte Zähne

In der Mehrzahl der Fälle sind es die Weisheitszähne, die keinen Platz im Amphitheater der Zähne finden und abgeschlagen im dunklen Kieferbereich verharren müssen, ohne jemals von sich aus ans Tageslicht zu gelangen. In erster Linie sind es die unteren

Weisheitszähne, als nächster Zwangszauderer sind die oberen Weisheitszähne davon betroffen. Danach folgen erst verlagerte Eckzähne und noch seltener die Prämolaren. Inwieweit man diesen Zähnen zu einem chirurgisch-operativen Abgang verhelfen muß, kann nur von Fall zu Fall entschieden werden

Bei unteren Weisheitszähnen ist die Wundheilung oft sehr kompliziert. Das liegt an der schwierigen Lage: Dadurch weil der Speichel und alles was sich im Mund befindet nach hinten unten läuft, besteht hier die Gefahr einer Wundheilungsstörung. Daher sollten bei Patienten, deren Immunsystem nicht das beste ist, operative belastende Eingriffe, wie es verlagerte Zähne nun einmal sind, tunlichst nicht bzw sehr vorsichtig und ggfs unter einer Schutztherapie durchgeführt werden.

Obere Weisheitszähne können eine Mitverursacherrolle bei epileptischer Veranlagung spielen.

Untere Weisheitszähne sind, falls verlagert, mit ins diagnostische Kalkül einzubeziehen, falls unerklärliche Herz-Sensationen oder auch Dünndarm-Probleme auftreten.

Wurzelreste. Metallreste
Wegen der Ähnlichkeit: siehe unter „Die chronische Kieferostitis"

Zysten im Kiefergebiet.
Auch sie können Störfelder sein. Da die Bedeutung und Auswirkung den verlagerten Zähnen bzw. der chronischen Kieferostitis ähnlich ist, sollen sie nicht extra abgehandelt werden.

Die chronische Kieferostitis

Andere Namen dafür sind: Rest-Ostitis, chronisch-bakterielle Kieferostitis, persistierende Ostitis oder auch chronische Kieferosteomyelitis.

Die chronische Kieferostitis führt ein eigenartiges Nischendasein, fast könnte man ihr die Zuordnung „Medizinischer Zwitter" erteilen.

Für die klassische Schulmedizin ist diese Art von Zustand wenig erwähnenswert oder einfach nicht existent, denn eines der zwar aus unserer Diagnose nicht mehr wegzudenkenden aber trotzdem unvollkommenen Hilfsmittel, das Röntgenbild, zeigt sie meist nicht und damit ist die chronische Kieferostitis einfach nicht vorhanden. Wenn man aber diese Ostitis auf der Röntgenaufnahme deutlich sieht – sie zeigt sich wie ein Schatten in diesem Gebiet – wird sie nicht beachtet. Vielfach sieht man nämlich deutlich noch das Negativ der alten Zahnform. Besonders, wenn die Extraktion dieses Zahnes schon lange zurückliegt, ist der Zahnschatten ein Hinweis auf eine Kieferostitis.

Diametral zu der Ansicht der Negierer steht die - häufig leidenschaftlich geäußerte - Überzeugung der Störfelddiagnostiker der ganzheitlichen Medizin, die diese Bereiche im Kiefer mit ihren von der Schulmedizin nicht verstandenen und daher abgelehnten Methoden festzustellen versuchen.

Was verstehen wir unter einer chronischen Ostitis, Kieferostitis oder dem etwas unglücklichen, aber eingebürgerten Begriff „Restostitis" (sogar die Amerikaner haben einmal ein Wort aus dem Deutschen übernommen und nennen es „residual ostitis").

Es handelt sich dabei um einen mehr oder weniger großen Bereich im Kiefer, der nach einer Extraktion eines Zahnes oder nach einer Operation entstanden ist. In diesem Areal schafft es der Körper nicht, eine vollständige Knochenheilung zu erzielen. Wir finden dann ein sogenanntes Granulationsgewebe mit für diesen Bereich untypischen Zellen und größtenteils auch Erregerformen wie Streptococcus haemolyticus vor.

Was für den Menschen störend bzw. unangenehm ist oder häufig überhaupt nicht gespürt wird, ist für Bakterien oft das geeignete Besiedelungsmilieu. Erreger haben eine andere Vorstellung von Wohlbefinden und Ambiente als der Wirtsorganismus.

Es ist das Bestreben des Körpers, diesen unausgeheilten, chronisch veränderten Bezirk, den er als nicht körperadäquat erkennt, abzuschirmen, abzukapseln, in Schach zu halten - alles Tätigkeiten, die mit Energieverbrauch verbunden sind, wie es bereits in diesem Buch

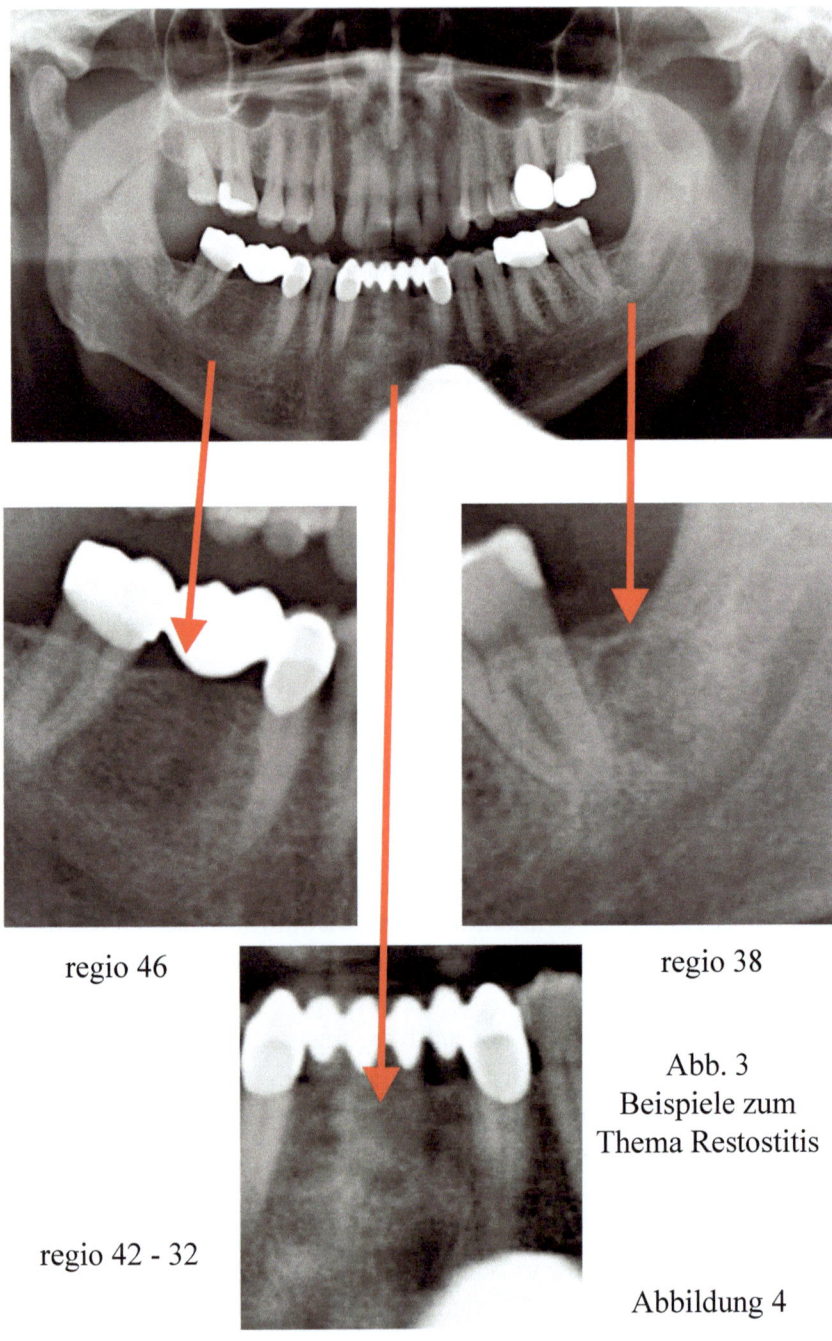

regio 46

regio 38

regio 42 - 32

Abb. 3
Beispiele zum
Thema Restostitis

Abbildung 4

Erläuterungen zu der Abbildung Nr. 4 Seite 54

Um das leidige Thema Restostitis etwas deutlicher hervorzuheben zeigt dieses Röntgenbild einige interessante Aspekte.

Das obere Bild zeigt einen Zahnstatus in Form eines OPG (Orthopantomogramm).

Leider kommen die Details im Druck nicht so gut herau wie auf der Röntgenaufnahme.

Insgesamt sind neben dem wurzelbehandelten Zahn 27 drei weitere Störfelder in Form einer Restostitis (chronisch-bakterielle Kieferostitis, persistierende Kieferostitis) vorhanden. Im Vegatest-Verfahren verifiziert.

Region 46: Das Zahngebiet zeigt eine deutlich dunklere Färbung als der Knochen um das Gebiet. Grund: Durch das Fehlen von ausgeprägtem Knochen färbt sich dieses Gebiet duch die Röntgenstrahlen dunkler - ein Zeichen für fehlende Substanz.

Region 38: Hier wurde der Weisheitszahn entfernt. Man sieht eine deutliche, fast kreisförmige Veränderung am Kieferknochen. Offenbar hat es hier Störungen bei der Wundheilung gegeben, so daß die Wunde nicht richtig ausgeheilt (verknöchert) wurde.

Region 42 - 32: Es wurden 4 Zähne gezogen. Grund: Wahrscheinlich gelockert - Parodontose oder auch Wurzelbehandlungen. Der Kieferknochen zeigt keine feste Struktur. Offenbar erfolgte keine zufriedenstellende Heilung.

beschrieben wurde.

Man kann sich vorstellen, daß eine Vielzahl solcher Ostitiden für den Organismus zum Problem werden können, besonders, wenn andere Prozesse, die mit einem reduzierten Allgemeinbefinden einhergehen, hinzukommen. Dem Leser werden sich nun zwei Fragen aufdrängen:

1. Warum können solche Störfelder entstehen?
2. Wieso heilt bei einem Menschen die Wunde aus und bei einem anderen nicht?

Die Fragen sind mit einem Satz nicht beantwortbar, da der Entstehungsprozeß dieser chronischen Ostitis eine Vielzahl von Gründen aufweisen kann und bei jedem Menschen verschieden ist.

Die häufigste Vorgeschichte spielt sich wie folgt ab:

Ein avitaler Zahn wird gezogen. Die Extraktion kann glatt verlaufen oder auch etwas komplizierter sein.

Die Wundheilung als solche kann problemlos verlaufen (Heilung per primam) oder mehrere Nachbehandlungen erfordern (Heilung per secundam).

Um jeden avitalen (toten) Zahn befindet sich allerdings durch die zerfallenen Eiweiß-Produkte eine Art infiziertes oder verseuchtes Milieu oder Knochengebiet, das man nach dem Entfernen des Zahnes vorsichtig ausfräsen muß.

Unterläßt man diese Maßnahme, kann von diesem bereits in Mitleidenschaft geratenen Umfeld eine negative Beeinflussung im Sinne einer Re-Infektion der Wunde ausgehen. Das kann bei schlechter Abwehrkraft für den Patienten subjektiv spürbar sein, bei guter Abwehrkraft nicht.

Es kommt dann zu einer toxischen Infiltration der Wunde, an deren Ende das nicht ausgeheilte Areal steht.

Eine weitere Ursache wird durch das Resonanzketten-Modell verständlich.

Da die unteren Sechser-Gebiete (Erste Molaren) das Hauptkontingent der chronischen Ostitiden stellen (neben dem Gebiet der unteren Weisheitszähne) ist ein konkretes Beispiel dem Verständnis am dienlichsten. Diese unteren Molaren sind diejenigen Zähne, die am frühesten, teilweise schon im Kindesalter von Karies befallen sind, Schmerzen verursachen und dann der Zange zum Opfer fallen. Sie haben eine energetische Beziehung zum Dickdarm, und es ist heute in der Biologischen Medizin ein offenes Geheimnis, daß der Darm mit seiner Mikroflora schon früh in pathologische Bereiche abdriftet. Vorschnelle, unüberlegte Antibiotika-Gaben und die mit raffinierten Kohlenhydraten (Zucker und Zuckerprodukte) überladene Nahrung tun das ihrige dazu. Das wiederum hat Auswirkungen auf alle Bereiche, die mit dem Darm zusammenhängen (leider beachten die Allergologen dieses Thema nur aus sehr distanzierter Warte!), unter anderem auch auf die unteren Sechser. Diese werden kariesanfälliger und auch die Pulpa wird im Ernstfall, vielleicht erst nach einem dramatischen Intermezzo in Form einer akuten Pulpitis, eher den Geist aufgeben.

Die nachfolgende Extraktion ist durch die resonanzkettenmäßige Verbindung des Zahnes / der Zähne mit dem Dickdarm schon von der Eventualität der Bildung einer chronischen Ostitis überschattet.

Natürlich kann man prophylaktisch etwas tun, wie wir im Anschluß sehen werden.

Eine weitere Möglichkeit, eine chronische Kieferostitis zu „produzieren", ist - bei einer gestörten Wundheilung versteht sich - die Verwendung fast anachronistisch anmutender Tamponade-Mittel. Wie soll ein gesundes Zellwachstum sich bei einem „Beschuß" mit derartig toxischen Produkten, sind, einstellen. Das sind reine Zellgifte. Solch ein Denken paßt eigentlich nur ins Mittelalter, oder sagen wir es etwas gemäßigter, in die Zeit des beginnenden 20. Jahrhunderts. Inzwischen gibt es wesentlich schonendere Mittel für die Beschichtung von Tamponade-Streifen.

Gerade diese penetrant wirkenden Chemikalien sind es, die einer Zahnarztpraxis ihren nicht sehr angenehmen Geruch verleihen. Zum Glück sind diese Mittel heutzutage kaum noch im Einsatz.

Zu diesen am häufigsten vorkommenden Ursachen tritt nach meiner Erfahrung eine weitere hinzu: Kommt es während der ersten sechs bis acht Wochen, die für die Weichenstellung „Gute Heilung" entscheidend sind, nach anfänglich guter Heilungstendenz zu irgendwelchen Gesundheitsstörungen allgemeiner Art, sei es ein schwerer grippaler Infekt, ein psychisches Schockerlebnis oder zu unvorgesehenen Operationen, so kann es zu einer Beendigung der Ausheilung mit nachfolgender Ostitis kommen, d.h. der Körper stellt den Ossifizierungs-Prozess ein.

Diagnostik der Zahn-Kiefer-Herdbelastung

1. Klinische Methoden
   Hierfür stehen dem Arzt / Zahnarzt das Röntgenbild und / oder die Vitalitätsprobe zur Verfügung.
2. Thermoregulationsdiagnostik
   Über einen Thermofühler kann die Folgeregulation biologischer Gewebe/Organe auf einen Temperaturreiz ermittelt werden. Diese Methode zeigt jedoch im Zahn-Kiefer-Gebiet nur Globalhinweise. Zudem ist sie bei einem Teil der männlichen Patienten, nämlich der Bart-Träger, nur bedingt einsetzbar.
3. Elektroakupunktur (EAP)
   Der von Kramer angegebene Reizstromtest ist wohl das häufigste praktische Verfahren zum Herausfinden von Störfeldern im Kiefergebiet.
4. Die Anhänger des VEGATEST-Verfahrens verweise ich auf die von mir entwickelte Testung (Kaskaden-Testung), mit der man die Zahnherde eingrenzen und bestimmen kann und die eine weniger ermüdende Testung als die EAP darstellt.

Interessenten möchte ich das Buch „Wege zum VEGATEST" nahe legen, in denen die oben angegebenen Methoden ausführlicher abgehandelt sind (leider nur noch antiquarisch erhältlich).

5. Sonstige Verfahren
   Es existieren noch einige andere, zum Teil individuell umfunktionierte Methoden wie die Kinesiologie, der Elektro-Haut-Test etc. Es würde jedoch im Rahmen dieses Buches zu

weit führen, auf alles einzugehen.

Behandlungsmöglichkeiten

Aus dem eben Gesagten resultiert für den (Zahn)Arzt und ebenso den Patienten eine Art Gratwanderung. Kann ein Störfeld akzeptiert werden, für eine bestimmte Zeit vielleicht, oder sollte der Herd beseitigt werden?

Es gibt eine Reihe von Ärzten und Zahnärzten, die fast unerbittlich die Eliminierung jedes Störfeldes fordern und das ohne Rücksicht auf das Alter des Patienten, auf seine Psyche und sonstige Umstände, die er in sein So-Sein als Patient einbringt.

Ich denke, man sollte nicht zu jenem Exodontismus tendieren, sondern zu Toleranz und Kompromißbereitschaft neigen. Zugegebenermaßen, es ist häufig viel Fingerspitzengefühl vonnöten, um den Patienten die manchmal unumgängliche Herdsanierung plausibel zu machen.

Was sollte bei einer Therapie beachtet werden:

* Jeder avitale Zahn, jede chronische Kieferostitis etc. ist im Grunde stets ein potentielles Störfeld.

* Es ist nur bedingt möglich, die Auswirkung dieser Störfelder auf die gesamte Resonanzkette zu kompensieren, und wenn, dann nur für eine bestimmte Zeit.

* Niemand kann exakt prognostizieren, wann aus einem potentiellen Störfeld ein definitives Störfeld.wird, das andere Organe bereits so stark aus dem Gleichgewicht gebracht hat, daß neben der Entfernung des dentalen Focus zusätzlich eine gründlich biologische Therapie des energetisch gestörten bzw. bereits morphologisch veränderten Organes notwendig wird.

Neben diesen drei Aspekten sollte dies nicht außer Acht gelassen werden:

Ein Zahn ist leichter ersetzbar als ein anderes Körperorgan.

Die rechtzeitige Entfernung eines Zahn-Kiefer-Störfeldes kann dem Patienten Schäden an anderen Organen ersparen. Aber auf der anderen Seite kann niemand voraussagen, ob durch das Ziehen eines Zahnes oder durch eine Kiefer-Operation sich ein bestimmter Zustand bessern wird.

Methoden der Fernwirkungs-Diagnostik

Um eine Aussage über bereits eingetretene Fernwirkungen tätigen zu können, hält die klassische (Zahn)Medizin keine Methoden bzw. Verfahren bereit. Denn die Anforderung an dieses Verfahren wäre:
1. Das Zahn-Kiefer-Störfeld zu orten
2. Eine Schädigung eines Organs festzustellen, das auf der gleichen Resonanzkette liegt.
3. Das wichtigste: Die Interdependenz zwischen beiden Ereignisen / Zuständen zu klären. Es gilt also „nachzuweisen", daß ein Ereignis, in diesem Fall das Zahn-Kiefer-Störfeld, eine Auswirkung,auf einen anderen Bereich hat.

Diese Möglichkeit bietet uns nach meinem Wissen nur die Elektroakupunktur und in einem begrenzten Rahmen noch die Neuraltherapie, die dafür aber ein invasives Vorgehen mittels Anspritzen eines Odontons voraussetzt.
1. Elektroakupunktur nach Voll / Bioelektronische Funktionsdiagnostik.

Gelingt es, mit Zahnnosoden bestimmte pathologische Werte an einem spezifischen Organmeßpunkt zu normalisieren, d.h. auf den oder in Richtung „Norm"-Wert zu bringen, wäre das ein Hinweis auf einen "Kausal"-Zusammenhang.
2. VEGATEST-Verfahren

Diese wesentlich elegantere, aber auch schwerer zu erlernende Testung bietet mit dem sogenannten Filter-Verfahren eine Möglichkeit, Zusammenhänge zwischen verschiedenen Teilen der Resonanzkette herzustellen. Diese Testung erfolgt an einem Punkt.

Da für ein tieferes Verständnis das gesamte Testverfahren aufgerollt und zudem noch die gedanklichen Hintergründe des Filters erläutert werden müßten, bleibt mir aus Platzgründen und zur Vermeidung von Wiederholungen wieder nur der Fingerzeig auf das Buch „Wege zum VEGATEST".

Begleittherapie bei Extraktion von avitalen Zähnen und Revision von chronischen Kieferostitiden

Eine Begleittherapie bei derartigen Eingriffen ist nicht zwingend notwendig. Die Erfahrung zeigt jedoch, daß die Wundheilung, die gerade in derartigen Fällen nicht ganz unproblematisch ist, mit Homöopathie und Bioresonanz-Therapie gut und hilfreich unterstützt werden kann.

Zum besseren Verständnis seien beide Möglichkeiten noch einmal in mehrere Untergruppen aufgeteilt:

1. Homöopathie (Einzel- und Komplex-Mittel)

* Organpräparate

* Nosoden

* spezifische Homöopathika

2. Bioresonanz-Therapie oder Mora-Therapie

* Basis-Therapie

* Lymphdrainage

* Behandlung mit invertiertem Operationsgut

* zusätzlich: Farbtherapie

Da die Bioresonanz-Therapie an bestimmte Geräte gebunden ist, die aus Kostengründen in vielen Praxen nicht vorhanden und selten in Laien-Hand sind, werde ich nur das Unterstützungsprinzip Homöopathie näher ausführen.

Zum Thema Homöopathie *

* Organpräparate

Sie stellen einen wichtigen Faktor für die Regeneration dar. Organpräparate sind aus gesunden Organen biologisch aufgezogener Kälber, Lämmer oder Schweine hergestellte, homöopathi-

61

sierte Heilmittel. Sie dienen dem Organismus als Gestaltungshilfe, als Leitbild, als formgebende Kraft für die Reorganisation einer Wunde - eine Art immaterielles, für die Biosphäre des Körpers aber lesbares Bild, um anhand dieser „Vorlage" die Neuformation bzw. Ausheilungsunterstützung des betreffenden Organes zu initiieren.

In Frage kommen:

* Maxilla feti Wala

* Mandibula feti Wala

* Medulla ossium Wala

* Periodentium Wala

Die benötigte Potenz wird idealerweise ausgetestet.

Um aber auch dem (Zahn)Arzt, der sich keiner Testverfahren bedient, einen Hinweis zu geben: Nehmen Sie von diesen Präparaten jeweils die D 12 (D15), denn diese Mittelpotenzen haben eine spezifische Wirkung auf die immatericllen Gestaltungskräfte.

* Nosoden

Diese Mittel werden aus pathologischen Sekreten erkrankter Körperorgane, Bakterien und Viren nach erfolgter Sterilisation auf homöopathischem Weg hergestellt.

Für die Störfeldsanierung im Kiefer kämen in Frage:

* Kieferostitis Injeel Heel (Potenzakkord)

* Streptococcus haemolyticus Injeel Heel (Potenzakkord)

Damit zähle ich nur einige wenige Präparate aus der großen Zahl der angebotenen Mittel auf.

* Spezifische Homöopathika

Entgegen den Regeln der klassischen Homöopathie, die vom Repertorisieren (eine Art Symptom-Registrierung) ausgeht, verwendet man bei Extraktionen / chirurgischen Eingriffen bestimmte Ho möopathika, die empirisch eine fördernde Wirkung auf die Wundheilung einschließlich des postoperativen Beschwerdebildes haben. Dazu zählen:

* Symphytum (Beinwell)
* Arnica (Bergwohlverleih)
* Ruta (Weinraute)
* Hypericum (Johanniskraut)
* Hepar sulfuris (Kalkschwefelleber)
Im Fall von Entzündungen nach einem Eingriff kämen hinzu:
* Lachesis
* Pyrogenium

Neben den Einzelmitteln gibt es eine Reihe von Komplex-Mitteln, die einige dieser Einzelmittel als eine Art Verbund in sich haben, also z.b. Arnica, Symphytum, Hepar sulfuris, Calendula, Echinacea. Eines dieser probaten Mittel ist Aqua silicata K komplex Tropfen Nestmann

Auf Details der einzelnen Mittel kann in dieser Ausführung nicht eingegangen werden. Der interessierte Leser möge dazu in der homöopathischen Literatur bzw in meinen Büchern über Homöopathie nachschauen.

zu 2a) Bioresonanz-Basis-Therapie dient im allgemeinen der unspezifischen Umstimmung im Organismus, so daß der Körper mit der Belastung durch einen Eingriff besser fertig werden kann.

zu 2b) Lymphdrainage bewirkt einen besseren Abtransport der anfallenden und angefallenen Stoffwechselschlacken.

zu 2c) Die Geräte der Bioresonanz-Therapie / Mora-Therapie besitzen die Möglichkeit der sogenannten Invers-Schaltung. Im Stenogrammstil: Pathologische Informationsmuster werden im Körper während der Behandlung gelöscht Das Ganze ist eine wertvolle Unterstützung der Wundheilung.

zu 2d) Farben haben eine nicht zu unterschätzende medizinischWirkung. Im Problemfeld „Postoperative Phase" ist es in den ersten beiden Tagen die Farbe Blau, die bakterizid und kühlend wirkt und auf die Operationsgegend appliziert dem Patienten zu schnellerer Abschwellung und geringem Wundschmerz verhilft. Bei späteren Behandlungen kann man auf die Farbe Grün oder Gelb übergehen.

Diese Hinweise mögen dem (Zahn)Arzt bei der peri-operativen Behandlung Anregungen für eine hilfreiche Unterstützung seiner Patienten geben. Vielfach fragen heutzutage schon die Patienten von sich aus, was sie hilfreich selbst tun können.

Dem (betroffenen) Laien soll es eine Hilfe sein, das häufig Unumgängliche relativ ohne große Blessuren hinter sich zu bringen.

Unruhefaktor „Chronische Pulpitis"

Die Zahnpulpa ist ein Bestandteil des überall vorhandenen Mesenchyms und damit des Grundregulationssystems nach Pischinger. Nach den Erkenntnissen Pischingers kann ein Reiz, der an das weiche Bindegewebe auf welche Weise auch immer herangetragen wird, Auswirkungen auf das gesamte Bindegewebe und damit für den Körper als Ganzes haben. Wir wissen, daß auch ein geringer, fast kaum merkbarer Reiz, also eine ständige unterschwellige Irritation, für Unruhe sorgen kann. Als Vergleichsbild bietet sich das berühmte Steinchen im Schuh an, das man durch eine Veränderung der Gehweise zwar „wegkompensieren" kann, aber damit wird auch der Muskeltonus und die natürliche Körperhaltung beeinflußt. Diesem Streß kann man durch ein Ausziehen des Schuhes und Entfernung des Corpus delicti vorbeugen.

Ganz so extrem soll im Mund nicht vorgegangen werden, denn der Organismus hat bis zu einem bestimmten Grad eine beträchtliche Kompensationsstärke, die erst bei weiteren Belastungsfaktoren in die Knie geht.

Was ist nun eine chronische Pulpitis und wie kommt es dazu? Uns interessieren dabei weniger die histologisch-anatomischen Fakten, sondern mehr die energetischen Muster. Chronisch bedeutet immer: Einschränkung der vitalen Potenz, Reduzierung der normalen biochemischen und physikalischen Prozesse, Ablenkung vom Eigentlichen, Dauer-Belastung. Fast könnte man von einem Fremdkörper sprechen, den der Organismus auszugrenzen bestrebt ist, da er unnötige Aufmerksamkeit fordert. Anatomisch sind Teile der Pulpa verändert, im schlimmsten Fall aufgelöst oder zerstört bzw. durch „minderwertiges" Gewebe ersetzt.

Der Grund für die chronische Veränderung kann sein:

1. Tiefe Karies. Die bis ins Dentin gelangten Erreger führen zu einer Veränderung der ans Dentin grenzenden pulpären Strukturen, der sogenannten Odontoblasten.

2. Unsachgemäße Behandlung bei zahnärztlichen Maßnahmen. Dies ist - leider - die häufigste Ursache für eine chronische Pulpitis, worauf schon Dr. Türk (Bad Pyrmont) vor langer Zeit besonders eindringlich hingewiesen hat.

Die Verwendung hochtouriger Schleifinstrumente (Fachjargon: Turbine) und eine unzureichende Kühlung haben zu einem enormen Anstieg von chronischen Pulpitiden und - wiederum leider - auch konsekutiven Wurzelbehandlungen geführt. Das letztere mußte immer durchgeführt werden, wenn sich nach dem Präparieren bzw. dem Eingliedern von Goldfüllungen, Kronen und Brücken starke Schmerzen an einem Zahn einstellten. Darüber wurde bereits gesprochen. Tragisch wirkte sich diese Mißlichkeit besonders dann aus, wenn sich Patienten nach einer Störfeldsanierung, d.h. der Extraktion avitaler Zähne, und nachfolgender Versorgung mit Kronen etc. genau wieder dort befanden, wo sie eigentlich nicht sein wollten.

Durch das hochtourige Abschleifen tiefer Bereiche im und am Zahn entsteht eine Art Unterdruck und Sog, der organische Strukturen des Dentins, die Odontoblasten, herausreißt und die Pulpa in einer Art Dauerreiz-Zustand zurückläßt.

Als Symptom zeigen diese Zähne eine Empfindlichkeit bei Kalt und eine Nichtbelastbarkeit bei Kaudruck.

Auch mit homöopathisch-naturheilkundlichen Methoden sind diese Anzeichen nur sehr schwer in den Griff zu bekommen. Bei Empfindlichkeit auf Heiß ist die Zahnpulpa zumeist so stark irritiert / geschädigt, dass sie nicht mehr vital erhalten werden kann.

Die orthodoxe Zahnmedizin hat außer Abschleifen der Kaufläche (was leider meistens erfolglos ist) fast nichts im Therapie-Köcher. Manche Zahnärzte versuchen es mit der Injektion von Organpräparaten, wie es weiter oben bereits erwähnt wurde.

Was tun in solchen Fällen?

Spannt man einmal die menschliche Gesellschaft in einem grob vereinfachten Modell in Falken und Tauben auf, so läßt sich diese Polarisierung ebenfalls im Verein der sogenannten Herd-Therapeuten wiederfinden.

Die Falken sind jene Gruppierung, die schneller zum Exodontismus neigt und die Zange sofort an derart chronisch veränderte Zähne setzt.

Die Tauben starten wenigstens, besonders wenn es sich um junge Patienten handelt, den Versuch einer Besserung, z.B. mit

* Tief- oder Hochpotenzen des Organpräparates Pulpa dentis Wala

* Organpräparate der Fa. Revitorgan

* Homöopathika z.B. Calcium silicium,

* Schüßler-Salze, z.B. Biochemie Nr. 2 (Calc. phosph.) D12 und Nr. 11 (Silicea) Nestmann

Im großen und ganzen stellt dieses Thema einen unbefriedigenden Aspekt der Zahnbehandlung dar.

Eine exakte Diagnose kann erst nach der Extraktion des Zahnes gestellt werden, und zwar mit Hilfe der Histologie, d.h. die Zahnpulpa wird nach entsprechender Vorbereitung mit dem Mikroskop untersucht.

Das ist dann zwar befriedigend für den, der die Diagnose stellen kann, aber unbefriedigend für den Patienten, dem das im Grunde nur noch wenig nützt. Ein gezogener Zahn ist eben ein verlorener Zahn. Vermeidung und Prophylaxe ist die beste und gesündeste Strategie. Wenn schon Zähne beschliffen (Fachjargon: präpariert) werden müssen, dann können Patient und Zahnarzt vorsorglich tätig werden.

Was kann der Patient selbst tun?

a) Zu diesem Zeitpunkt wenig Zucker und Süßigkeiten essen. Die raffinierten Kohlenhydrate sind Mineralräuber (besonders Calcium), so daß Abpufferungsstoffe fehlen und eine Tendenz zur Übersäuerung besteht. Diese zieht immer eine erhöhte Entzündungsbereitschaft nach sich.

b) Reduzierung der Milch, besonders bei (blauäugigen) Lympha ti kern. Milch ist kein Getränk, sondern ein flüssiges Nahrungsmittel. Sie wirkt sich negativ auf den Lymphabfluß und damit auf den Abtransport der Toxine aus, die bei einem Amputationsprozeß, den das Beschleifen eines Zahnes darstellt, anfallen.

Was obliegt dem Zahnarzt?

a) Schonende Präparation, besonders im Dentin

b) Unbedingte Nachsorge direkt nach dem Prozeß der Präparation

1. Touchierung des Zahnstumpfes Das Präparat Dentin complex ist z.Zt. nicht mehr erhältlich. Traumeel Heel in Form von Tabletten allein tut's auch (s auch Bücher über Homöopathie).

2. Vestibuläre Injektion von Pulpa-dentis-Präparaten, z.B.Pulpa dentis D15 Wala oder Pulpa dentis suis Injeel Heel.

Nach dem Einsetzen von Kronen/Brücken, was ebenfalls mit einem Reiz durch den Zement verbunden ist oder sein kann, können diese Maßnahmen ebenfalls nicht schaden, allenfalls nur nützen.

Es hat sich auf jeden Fall zur Vermeidung von Schwierigkeiten und Schmerzen bewährt, Kronen und Brücken immer erst provisorisch tragen zu lassen und dann nach einer bestimmten Zeit definitiv einzusetzen.

Dies alles dient der Aktion „Rettet die gesunde (Zahn)Pulpa".

Implantate

Zahnärztliche Implantate können ebenfalls Störfelder sein. Sie sind in manchen Fällen der Versuch, etwas zum Halten zu bringen (z.B. eine Unterkiefer-Totalprothese), was ohne diese „Krücke" regelrecht „haltlos" wäre.

Aber Implantate müssen nicht unbedingt ein Störfeld sein, denn im Gegensatz zu toten Zähnen befindet sich an und in einem Implantat kein zerfallenes oder zerfallendes Eiweiß. Eines ist aus biologischer Sicht unbedingt vorher zu klären: Das Kiefergebiet, in das das Implantat oder die Implantate gesetzt werden sollen, muß gesund und ausgeheilt sein, es darf also in diesem Gebiet keine Restostitis (chronisch-bakterielle Kieferostitis) vorhanden sein, da sonst die Heilung gefährdet ist bzw das Implantat vom Körper nicht angenommen wird oder Schmerzen verursachen kann. Viele der mißglückten Implantate bzw der Beschwerden nach einer Implantation haben ihre „Ursache" in dieser fehlenden Beachtung.

In der „Schul-Zahnmedizin" hat sich bei missglückten Zahn-Implantaten der Begriff „Periimplantitis" eingebürgert. Im Großen und Ganzen ist dies ein Zeichen von Hilflosigkeit. Man hat das Gebiet, in das das Implantat gesetzt wurde, nicht gründlich inspiziert und eine Restostitis entweder negiert oder einfach übersehen.

Es dürfte doch verständlich sein – um einmal einen Vergleich zu einem Hausbau zu ziehen – daß man das Fundament nicht in einen wenig tragfähigen Baugrund einsetzt. Und ähnlich ist es beim Zahn-Implantat. Unzureichender Kieferknochen kann keine Basis für ein Implantat sein.

Vor nicht allzu langer Zeit stellte sich bei mir eine Patientin vor, ca 50 Jahre alt, die einige Dental-Implantate erhalten hatte. An einem Implantat im Unterkiefer links hatte sie akute Beschwerden, das Nachbargebiet wies eine chronische Kieferostitis auf. Im Oberkiefer rechts und links waren in den Gebieten 17, 16 und 26, 27 je zwei Implantate eingesetzt worden.

Im Vegatest zeigte sich an allen vier Zahngebieten der Implantate im Oberkiefer eine Restostitis, worauf ich sie auch hinwies. Sie bestätigte es mir, was die rechte Seite im Oberkiefer anbetraf, insofern, dass sie auf den Implantaten nicht gut kauen könne. Nach zwei Wochen rief sie mich an:

Das eine Implantat im Oberkiefer rechts hing nur noch an einem „seidenen Faden" im Kiefer und das andere hatte sich gelockert. Ich musste sie zum Kieferchirurgen schicken, um die beiden Implantate zu entfernen und vor allem den Kiefer gründlich zu säubern, um die verursachende Restostitis zu beheben.

Es ist immer sehr enttäuschend, wenn man viel Geld investiert – und Implantate mit den darauf befestigten Kronen sind nicht gerade billig – und dann nach nicht allzulanger Zeit sich alles als Fehlinvestition erweist.

Gerade auf diesem Gebiet machen einige der Vertreter der sog, Biologischen Zahnheilkunde einen großen Fehler, indem sie Implantate grundsätzlich ablehnen. Das halte ich für überzogen, denn wenn man einem Menschen, der mit seiner Prothese todunglücklich ist, weil sie ihn entweder stört oder die Prothese beim Essen oder Sprechen ständig herausfällt und ihm damit ein Gefühl der Unsicherheit gibt, mit einem Implantat zu einem glücklicheren Befinden verhilft, dann leistet der Zahnarzt positive Arbeit für das psychische Wohlgefinden des anderen. Wer das negiert, hat nicht verstanden, dass die Psyche eine übergeordnete Instanz ist und positiv auf andere Körpersphären einwirken kann.

Ein letzter Hinweis sei noch nötig: Die meisten verwendeten Implantate bestehen aus Titan. Leider vertragen nicht alle Patienten dieses Material.

In solchen Fällen ist es empfehlenswert, wenn schon ein Implantat gewünscht wird, auf das Material Zirkonoxid auszuweichen, das für die meisten Menschen verträglich ist, da es ein keramikähnliches Material ist.

Ein weiterer Hinweis bei Implantaten: Da es sich um Operationen handelt, gelten für Implantate ähnliche Bedingungen wie für Extraktionen etc: Man braucht zur Unterstützung der Einheilung ebenfalls eine homöopathische Begleit-Therapie.

Um das Thema abzuschließen: Kein verantwortungsvoller Mensch würde einem anderen ein Hüft-Implantat verweigern, wenn er nicht mehr gehen kann oder sich vor Schmerzen bei Bewegung krümmt. Warum dann diese starke Differenzierung zwischen Zahn-Implantat und sonstigem Implantat?

Nun es gibt schon einen Unterschied: Ein Hüft- oder Knie-Implantat ist im Gewebe und hat keinen Kontakt nach außen. Bei einem Zahn-Implantat ist etwas anders: Hier ragt ein Ersatz aus dem Kieferknochen direkt in die Mundhöhle aus der Kieferschleimhaut heraus. Das beinhaltet die Gefahr einer bakteriellen Infektion, wenn die Mundhygiene des Patienten nicht ausreichend oder nachlässig ist.

Die Tonsillen

Allgemeines

Die Tonsillen (deutsch: Mandeln, hier speziell die Rachenmandeln) sind kein Organ, das von der Natur dafür konzipiert wurde, die Belegbetten von Hals-Nasen-Ohren-Ärzten zu füllen. Die Evolution leistet sich nicht den Luxus, unnütze Organe beizubehalten. So ist denn der Bauplan der Natur als außerordentlich weise, ja geradezu genial zu bezeichnen.

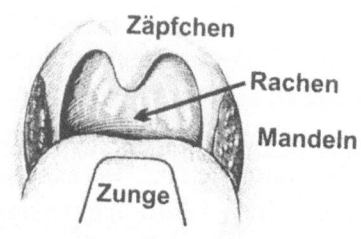

Abb. 5 Die Tonsillen

Im Vorraum der Mundhöhle wird die Nahrung gründlich zerkleinert und mit Speichel durchmischt. Sie erhält dadurch eine größere Oberfläche.

Fast-Food und Fertigkost untergraben diese Ideal-Vorstellungen etwas. Kurz bevor der Nahrungsbrei zwar nicht auf Nimmerwiedersehen, aber doch für bestimmte Zeit in das Dunkel der Bauchraumgefilde entschwindet, lauern am Ende der Zunge auf beiden Seiten die Wächter des Eingangs, die Rachenmandeln. Mit den Lymphozyten, die in den sich bis in die Tiefe ziehenden Krypten gebildet werden, sind sie ein Teil der Körperabwehr. So wie die Beamten am Flughafen prüfen sie sämtliche „Einreisenden" auf ihre Identität: Visum oder kein Visum für den Verdauungsbereich. Aber nicht nur das: Auch die Atemluft zieht an ihnen vorbei und wird ebenfalls auf Eindringlinge geprüft.

Bei diesem paarigen Organ kommt mir stets ein Bild aus der griechischen Mythologie in den Sinn. Auf körperfremde Invasoren, die sich in Nahrung und Atem inkognito eingeschlichen haben, wirken diese beiden Gebilde wie Skylla und Charybdis. Der einschlägig Vorgebildete kennt sie sicher aus der Odyssee. Die ewig suchenden Wissenschaftler unter den Archäologen wollen sie in der Meerenge von Messina ansiedeln und vergessen dabei, daß Homer mit den Stationen des Odysseus mehr psychologische Bilder als geografische Stationen gemeint hat.

Skylla, das in einer Höhle lauernde mehrköpfige Ungeheuer, das alle Seeleute verschlingt, die ihr zu nahe kommen, wenn sie dem alles herabziehenden Strudel der Charybdis auf der anderen Seite entgehen wollen.

Akute Tonsillitis (Angina tonsillaris)

Die Infekte des lymphatischen Rachenringes finden wir bevorzugt bei Blauäugigen, die in der Diktion der Irisdiagnostik unter dem Oberbegriff „Lymphatische Konstitution" zusammengefaßt werden. Jede Entzündung ist im Organismus der Ausdruck einer außerordentlich vitalen Abwehrfunktion. Der Körper setzt sich massiv mit Erregern auseinander. Bei der Tonsillitis handelt es sich meistens um Streptokokken. In den Tonsillen sind es Granulozyten und die bereits erwähnten Lymphozyten, die sich mit den Erregern auseinandersetzen. Es sticht und kratzt im Hals bei jedem Schluckvorgang. Die Mandeln, die im Normalfall zwischen den beiden Gaumenbögen verborgen sind, können anschwellen, teilweise so stark, daß die Passage für Luft und Nahrung behindert wird.

Zusätzlich ist hohes bis sehr hohes Fieber möglich sowie eine generelle Schwellung sämtlicher Lymphknoten im Halsgebiet. Bei längerem Bestehen zeigen sich auf der Oberfläche der Mandeln eitrige „Stippen". Das landauf landab verwendete Wort Angina heißt nichts weiter als Enge und deutet auf die „Verengung" der Passage durch die angeschwollenen Mandeln hin.

Eine akute Tonsillitis bedarf unbedingt einer Behandlung, da die Gefahr eines Durchbruchs in die umliegenden Gebiete besteht (Perioder Retrotonsillarabzeß).

Aber in einem Punkt muß der Schulmedizin deutlich widersprochen werden: Es bedarf nicht in jedem Fall und nicht schon bei den leisesten Anzeichen des Einsatzes von Antibiotika. Wegen der potentiellen Nebenwirkungen (Zerstörung der eubiotischen Darmflora, Mykosegefahr) wäre die Behandlung mit homöopathischen / naturheilkundlichen Mitteln vorzuziehen.

Dazu zählen:*

* Mercurius-Präparate (Komplex- und Einzelmittel)
* Echinaceae-Präparate zur Abwehrsteigerung
* Fieber-Mittel wie Belladonna, Aconitum oder Ferrum phosphoricum
* Organpräparate / Kombinationspräparate (Tonsillae palatina Wala, Tonsilla palatina suis Injeel Heel, Tonsilla comp Heel)

Elektroakupunkteure können zudem noch die in Frage kommenden „verursachenden" Erreger (Bakterien wie Staphylococcus aureus, Streptococcus viridans, haemolyticus etc. oder Viren) austesten und als Nosoden-Therapeutikum einsetzen.

Die Bioresonanz- oder MORA-Therapie (Basis-Therapie, Lymphdrainage, Behandlung über die Akupunkturpunkte) ist mit Sicherheit eine wertvolle und außerordentlich effektive Methode. Beachten sollten man dabei aber immer einen Einstellungs-Hinweis: Akute Prozesse erfordern in der Regel Abschwächungen der Einstellungs-Parameter Di und Ai (in der Mora-Therapie D quer und A quer genannt). Auf weitere Einzelheiten kann hier nicht eingegangen werden, denn das würde ein ganzes Buch erfordern.

Bei der Farb-Behandlung (wir bevorzugen das Mora-Color-Gerät) wird man im akuten Fall die Farbe Blau anwenden: Sie wirkt kühlend, abschwellend, entzündungshemmend und bakterizid.

In der orthodoxen Medizin nicht bekannt, von der Naturheilkunde aber längst akzeptiert ist die unbedingt notwendige Parallel-Behandlung der Nieren. Man sagt, die Mandeln liegen auf dem inneren Nieren-Meridian.

Erst dann, wenn es innerhalb einer bestimmten Zeit zu keiner Besserung führen sollte, wenn Fieber und Schwellung bedrohlich werden sollten, ist der Griff zum Antibiotikum anzuraten.

Die chronisch veränderten Tonsillen
Falls eine akute Tonsillitis ständig rezidiviert (also ständig zu er-

neuten Entzündungen tendiert) bzw. nicht richtig ausheilt, erst dann haben wir es mit einem Störfeld chronisch veränderter Tonsillen zu tun.

Der Begriff „chronische Tonsillitis" trägt im Grunde einen Widerspruch in sich: Die Endung -itis deutet per definitionem auf ein akutes Geschehen hin - und das liegt nun einmal gerade nicht vor. Chronisch beinhaltet immer den Faktor Zeit:

a) lange Entstehungsphase
b) ständige Anforderungen an die Abwehrbereitschaft des Körpers
c) Abgrenzungsprobleme
d) Beeinträchtigung des energetischen Flusses im Körper
e) Ablagerung von Toxinen etc.

Kurzum, es sind Phänomene, die eng an den Inhalt der Wörter „Herd" oder „Störfeld" geknüpft sind. Sind die Tonsillen abnormal groß, handelt es sich um einen Faktor, der nicht allzu relevant ist, solange Nahrungsaufnahme und Atmung nicht behindert werden. Früher führte man in derartigen Fällen eine Tonsillotomie durch, d.h. es wurde nur der herausragende Teil der Mandeln abgeschnitten. Diese Methode zeigte jedoch einige gravierende Nachteile, so daß man von ihr abrückte:

a) Sie führte zu Vernarbungen, so daß der aus der Tiefe der Krypten gerichtete Sekretstrom behindert wurde.

b) Kommt bei einer „chronischen Tonsillitis" (der Begriff ist zwar, wie bereits erwähnt, falsch, aber er hat sich eingebürgert) noch nekrotischer Gewebszerfall hinzu, so schrumpfen die Mandeln.

Man sieht sie kaum, sie weisen eine narbige und zerklüftete Oberfläche auf.

Die Tonsillen als Störfeld

Bei der Frage nach dem Zeitpunkt bzw. der Notwendigkeit einer Entfernung der Mandeln driften die Ansichten weit auseinander. Wo die strengen Befürworter längst zur Ausschälung drängen, nehmen andere Therapeuten eine mehr abwartende Haltung ein.

Wenn jedoch

a) die Tonsillen sich immer wieder akut entzünden und die naturheilkundliche Therapie nicht nützt

b) die Mandeln mit eitrigen Pfropfen versehen sind (Foetor ex ore, Mundgeruch), die sich trotz Ausdrücken mit einem Spatel und / oder Absaugen (Rödern) ständig neu bilden

c) die Blutsenkungsgeschwindigkeit (BSG, heutzutage weniger angewandt, da zu zeitaufwändig) aus sonst unerklärlichen Gründen ebenso wie der ASL (Antistreptolysin)-Titer, also der Rheuma-Faktor, hoch sind

d) eine Endo- bzw. Myocarditis unerklärlicher Genese vorliegt und

e) ein rheumatisches Geschehen („Weichteilrheumatismus", was immer das sein mag, oder Gelenkrheumatismus oder Fibromyalgie) dem Patienten das Leben schwer macht,

dann sollte man die Entfernung der Mandeln ins therapeutische Kalkül einbeziehen.

Auf jeden Fall dann, wenn die naturheilkundliche Therapie mit Nosoden, Lymphdrainage, Organpräparaten (Tiefpotenzen) und die gleichzeitige Therapie der mit den Tonsillen korrelierenden Organe erfolglos bleibt.

Dieser Versuch einer Therapie mit naturheilkundlichen Mitteln kann selbstverständlich nur dann überhaupt eine Chance auf Erfolg haben, wenn der Patient aktiv hilft und eventuell einige liebgewonnene Gewohnheiten aufgibt.

Dazu zählen:

a) die Vermeidung von raffinierten Kohlenhydraten (Förderung der Entzündungsbereitschaft durch Mineralmangel mit konsekutiver Acidose, d.h. Übersäuerung)

b) Ernährungsumstellung auf gröbere Kost (Reinigungseffekt beim Schlucken)

c) Vermeidung von Milch, da die Kuhmilch beim Lymphatiker, meist den blauäugigen Menschen, bevorzugt zu einer „Verstopfung"des Bindegewebes und zu einer Behinderung des Lymphabflußstromes führt.

Zudem wäre die Einbeziehung einiger anderer Überlegungen ratsam.

1. Amalgam hat eine negative Auswirkung auf die Schleimhäute und Lymphorgane im Kopfgebiet. Bevor man also das Messer zum irreversiblen Schnitt ansetzt, wäre eine Überprüfung der Amalgam-Belastung empfehlenswert.

Dieser Check-up besteht aus einer

a) Strom-Spannungsmessung im Mund und / oder

b) falls möglich: Elektroakupunktur-Belastungsmessung: Hohe Meßwerte bedeuten immer eine starke Abgabe von Quecksilber-Ionen aus den Füllungen mit einer Folge-Reizung der Tonsillen.

2. Die Mandeln scheinen eine Art Doppelfunktion zu haben. Einmal, wie bereits erwähnt, die Kontrolle über die oral-enterale Eingangs-Pforte.

Zum anderen obliegt den Tonsillen nach meiner Vermutung eine zweite Aufgabe: Sie sind eine Art Filter für alles, was an toxischen Produkten in den Nasennebenhöhlen und ganz besonders durch die Zahn-Kiefer-Störfelder entsteht.

Das Entfernen der Mandeln vor einer Zahn-Kiefer-Herdsanierung bedeutet somit, daß die Giftstoffe ungefiltert und ungeschmälert in den Organismus gelangen. Aus meiner Sicht ist daher vor einer Mandelentfernung die Frage der Zahn-Herdsanierung zu klären. Wie wir wissen, stellen die avitalen Zähne mit ihren Schwefeleiweißtoxinen (Thioäther, Mercaptan) eine starke Leberbelastung dar.

In den chronischen Kieferostitiden (Restostitiden) sind es hauptsächlich hämolysierende Streptokokken, mit denen sich der Organismus auseinanderzusetzen hat.

Natürlich wird man die vorzunehmende Tonsillektomie durch entsprechende Homöopathika unterstützen wie z.B.

* Arnika-Präparate

* Nieren-Mittel wie Solidago, Terebinthina, Berberis oder Komplexmittel wie Solidago H Tropfen Nestmann

76

* Echinaceae-Präparate zur Steigerung der Abwehrkraft gegen mögliche Infektionen.

Fazit

Bei der Behandlung der chronischen Tonsillitis divergieren die Meinungen sehr.

Das Spektrum erstreckt sich vom Ruck-Zuck-Chirurgen, der alles angeblich Überflüssige entfernen möchte, bis zum Cunctator maximus, der dann noch zaudert, wenn die Mandeln tatsächlich gefährlich werden.

Es soll im Westen Deutschlands doch tatsächlich einen Chirurgen gegeben haben, der lauthals in den Medien die vorsorgliche Tonsillektomie forderte - dann hätten diese Menschen nie mehr unter Angina zu leiden.

Welch eine grenzenlose Stupidität!

Welch eine Unkenntnis der genialen Sinn- und Zweckhaftigkeit des von der Natur Geschaffenen!

Aber es kommt noch schlimmer: Ein anderer Mediziner (man müßte ihn als Medizyner titulieren) dachte laut über eine Amputation der weiblichen Brüste nach - zur Brustkrebsprophylaxe!

Diese Forderung ist so unerhört unmenschlich, so abstrus, daß sich ein weiterer Kommentar erübrigt.

Auf der anderen Seite muß einem Patienten bei immer wiederkehrenden Tonsilliten und bereits bestehenden Fernwirkungen auch einmal die Entfernung der Mandeln nahegelegt werden.

Die Dysbiose oder Störfeld Darm

Allgemeines

Über dieses Thema existiert bereits immens viel Literatur in Büchern und Zeitschriften und wahrscheinlich heutzutage auch in Video-Form, von den Prospekten der einzelnen Firmen, die entsprechende Präparate herstellen, einmal ganz zu schweigen.

In vielen Schriften werden Schreckensgemälde an die (Darm)Wand gemalt, so daß Millionen von Kranken und eingebildeten Kranken bei jedem Stuhlgang argwöhnisch ihre Ausstoß-Produkte begutachten und beschnuppern, immer unter dem Damokles-Schwert, auch so etwas zu haben wie eine Darm-Dysbiose. Denn, so lautet die Devise irgendwelcher Darm-Reinheitsfanatiker, „der Tod lauert im Darm". Wir wollen uns in diesem Kapitel nicht in tausend Details verlieren, sondern uns das Thema Dysbiose unter dem gewählten Aspekt des Störfeldes betrachten.

Lassen Sie mich den Einstieg ganz simpel eröffnen. Der Mensch ist ein Wesen, das für die Tätigkeit sämtlicher Zellen, von der Muskelzelle am kleinen Zeh bis zur Nervenzelle im Großhirn Energie benötigt.

Vorher ist zudem noch eine Unmenge Baumaterial notwendig, um die Struktur aller Zellen erst einmal zu errichten. Da dieser ungeheure Bedarf nicht allein durch Austauschaktionen an und auf der Haut gedeckt werden kann, „erfand" die Natur eine durchgehende Einstülpung, in deren Innerem diese Aufschlüsselungsvorgänge der notwendigen Baustoffe in aller Ruhe und ungestört stattfinden können (im Normalfall natürlich).

Um auch aus jeglicher Nahrung das Letzte herauszuholen, wurde aus dem ursprünglichen Rohr ein immer verschlungeneres Gebilde, bis es die Form annahm, die wir heute beim Menschen vorfinden. Eine Dünndarmlänge von ca. 6 - 7 m und eine Dickdarmlänge von ca. 1,5m ergeben respektable 7,5 - 8,5 m in einer kunstvoll platzsparenden Anordnung. Beeindruckend sind auch die Größenverhältnisse:

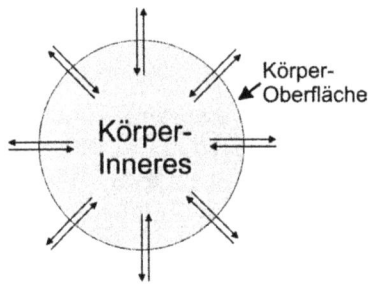

Abb. 6
Eine ausreichende Zufuhr
von Nahrung und Abgabe
von Schlacken ist allein über
die Körperoberfläche nur bis
zu einer bestimmten Menge
möglich.

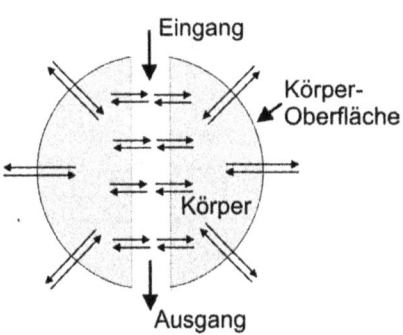

Abb. 7
Eine Einstülpung verbessert
die ernährungsmäßige Ver-
sorgung. Die Versorgung
über die Haut verliert an Bedeutung.

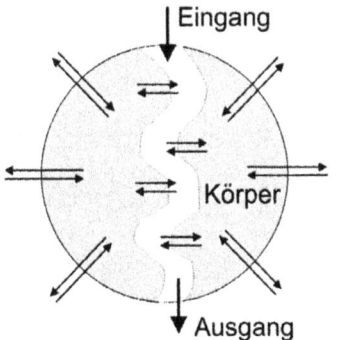

Abb. 8
Die Verlängerung des Darm-
schlauches verbessert die
Möglichkeit der Ausnutzung
der Nahrung.
Bei dieser schematischen
Zeichnung ist das Wirkungs-
prinzip der Niere nicht enthalten.

Zum Vergleich:
Die gesamte Hautoberfläche beträgt ca, 2,0 - 2,5 qm. Die Darm-
ober(innen)fläche bringt es hingegen auf gute 250 qm beim normalen Erwachsenen. Enorm, nicht wahr?
Das ergäbe Platz für ein kleineres Einfamilienhaus.

79

Was ist eine Dysbiose?

Bevor wir uns der eigentlichen Dysbiose zuwenden, wäre vorab der positive Begriff Symbiose einer Erklärung wert. Wer des Altgriechischen mächtig ist, dürfte keine Probleme mit der Übersetzung haben. Den anderen wird die Interpretation in Anlehnung an andere Wörter aus dem Griechischen nicht schwer fallen.

Sym = zusammen, bios = Leben.

Also das Leben miteinander. So ist eine Ehe eine Symbiose, oder sie sollte zumindest etwas Derartiges sein.

Aber im Zeitalter der sozialen Hängematte, des ausufernden Single-Zustandes und der abnehmenden Risikobereitschaft ist das nicht mehr so selbstverständlich. Verlassen wir also die manchmal etwas „undankbare" menschliche Ebene und wenden wir uns den Tieren zu. Hier ist das Zusammenleben zum gegenseitigen Nutzen noch vielfach sichtbar anzutreffen: Große Raubfische und kleine Putzerfische, die den großen den Rachen sauberhalten und sich davon ernähren. Oder die weißen Madenhacker auf den Nashörnern in der Serengeti. Eine ähnliche Symbiose ist auch der Mensch eingegangen - ohne daß er davon weiß.

So wie auf der Haut eine Unmenge von Keimen sitzt (trotz intensivem Waschen), enthält der eingestülpte Teil - der Darm – ebenfalls eine Unzahl von Keimen, deren Gesamtzahl sogar die Anzahl der Körperzellen übersteigen soll. Bis ins allerletzte ist die Aufgabe und Funktion dieser Darm-Symbionten noch nicht geklärt.

Zwei Aufgaben scheinen aber einigermaßen abgesichert:

* Die intestinalen (Darm)Bakterien produzieren Vitamine, die für den Menschen lebenswichtig sind, so z.B. Vitamin B 1 und Vitamin K.

* Sie sind ein Bestandteil des körpereigenen Immunsystems.

Es handelt sich überwiegend um folgende Bakterienarten:

* Lactobacillus acidophilus

* Bifidus-Bakterien

* Coli-Bakterien

Im Normalfall, d.h. bei einem Menschen mit einer eu-biotischen Darmflora, haben diese Bakterien jeweils einen bestimmten Teil des Dünn- und Dickdarms als Wohngebiet eingenommen.

* Acidophilus: oberer Dünndarm
* Bifidus: unterer Dünndarm
* Coli: unterer Dünndarm und Dickdarm

Dieses fein abgestimmte eu-biotische Milieu kommt nun bei folgenden „Mißständen" aus dem Gleichgewicht:

* Minderwertige Ernährung, z.b. einseitig raffinierte Kohlenhydrate
* Zuviel tierisches Eiweiß
* Wenig Ballaststoffe
* Lang dauernde Verstopfung
* Einnahme von Abführmitteln
* Medikamenten-Abusus
* Als sehr gravierender Schädigungsfaktor sind die Antibiotika anzusehen, die ihre (erwünschte) Wirkung wahllos auch gegen die Bewohner des Darmes entfalten.

Wie man sehen kann: Sym-Bios und Anti-Bios sind nur schwer unter einen gemeinsamen Nenner zu bringen. Die Schädigung der symbiotischen Darmflora führt zu einer Veränderung in Richtung pathologischer dysbiotischer Keime, die den Platz, aber nicht die Aufgabe ihrer „Vorgänger" einnehmen.

Die Folgen sind:
1. Abnahme der Vitamin-Produktion
2. Veränderung des pH-Wertes
3. Hochwandern pathogener Keime bis in den Dünndarm und evtl. bis in die Pankreas bzw in die Gallengänge
4. Möglichkeit für das Wachstum von Pilzen, z.B. Candida albicans

Als Symptome können u.a. auftreten:

1. Wechsel zwischen Verstopfung und Durchfall
2. Blähungen und übelriechende Stühle durch Dysfermentien (der Darminhalt wird nicht richtig „aufbereitet")
3. Verschlechterung des gesamten Immunsystems (wobei oft nur schwer ermessen werden kann, ob ggfs. ein vorher gestörtes Immunsystem eine Verschlechterung der Bedingungen im Darm bewirkt hat).

Dieses Buch zielt in erster Linie auf das Thema Störfelder. Aus dieser Perspektive ist ein Darm, der seiner angestammten eigentlichen Funktion nicht oder nur unvollständig nachkommt, als Störfeld zu zuansehen.

Der Einfachheit halber greifen wir wieder auf das bewährte Prinzip der Resonanzkette zurück.

Jeder, der sich mit den chronischen Sinusitiden befaßt hat, weiß um die Hartnäckigkeit dieser Erkrankung.

Der Dickdarm hat eine energetische Beziehung zu den Siebbeinzellen. Eine Therapie an den Nasennebenhöhlen wird daher nur schwerlich von Erfolg gekrönt sein, wenn nicht zugleich der Darm mitbehandelt wird. In der Naturheilkunde ist das vielfach bekannt, in der Hals-Nasen-Ohren-Medizin stoßen solche Versuche einer ganzheitlichen Behandlung zumeist auf taube bzw. verständnislose Ohren.

In der Zahnmedizin haben wir ähnliche Probleme.

Die meisten chronischen Kieferostitiden (im Fachjargon auch als Restostitis bezeichnet) liegen nach meinen Erfahrungen im Gebiet der unteren Sechser (erste Molaren) und danach in den Weisheitszahngebieten im Unterkiefer. Der zuvor erfolgten Extraktion ging häufig eine wenig erfolgreiche Wurzelbehandlung oder gar eine Wurzelspitzenresektion voraus. Der Grund für die Nicht-Ausheilung, d.h. es bildete sich kein normaler Kieferknochen, sondern nur eine Art Granulationsgewebe als Füllsel, kann in einer gestörten Darmflora liegen. Der Darm als Unruhefaktor verhinderte oder erschwerte resonanzkettenmäßig die normale Kieferknochenheilung.

Und nun kommt das Verwirrende in diesem Spiel der Zusammenhänge: Ein Zahnarzt oder Kieferchirurg will die chronische Ostitis operativ revidieren - aber die Wunde heilt wieder nicht aus, es gibt Nachbeschwerden.

Die bedauernswerte Folge für den noch mehr zu bedauernden Patienten: Der Zustand bleibt wie gehabt. Diagnose: Rezidiv nach Revision einer Restostitis.

Grund: Die Darmflora war noch immer gestört, der Darm noch immer nicht gesund.

An diesem gar nicht so seltenen Exempel wird erneut das komplexe Zusammenspiel zwischen Oben und Unten deutlich.

Diagnose der Darm-Dysbiose

Erste Hinweise erhalten wir durch die subjektiven Angaben des Patienten. Diese können sein:

* Allgemeines Unwohlbefinden im Magen-Darm-Bereich wie Blähungen, Durchfälle, Völlegefühl und faulig riechende Stühle

* Druckschmerzhaftigkeit auf der Bauchdecke im Verlauf des gesamten Dickdarms

Dem ganzheitlich ausgebildeten Arzt/ Zahnarzt/ Heilpraktiker stehen noch folgende Diagnose-Möglichkeiten zur Verfügung:

1. Kinesiologie (Muskeltest)

a) Mittelfinger auf unteren Rippenbogen rechts, ungefähr handbreit vom Xiphoid entfernt. Muskelschwäche bedeutet Hinwei auf Dünndarmdysbakterie

b) Daumen und Mittelfinger auf Dickdarm-Punkt 20 rechts und links vom Nasenflügel (zugleich auch Meßpunkt der EAV für die Siebbeinzellen). Muskelschwäche kann als Hinweis auf eine Dickdarm-Dysbakterie gedeutet werden.

2. Von allen Elektroakupunkturverfahren hat sich besonders die VEGATEST (VRT)-Methode bewährt.

In dem Vortestampullen-Set sind zwei Ampullen enthalten, die bei „Ansprache" als Globalhinweis zu interpretieren sind.

a) Indikan D32 - Hinweis auf Dünndarm-Dysbakterie

b) Skatol D 32 - Hinweis auf Dickdarm-Dysbakterie

Damit ist eine schnelle Vordiagnose möglich. Um diese Vordiagnose zu erhärten, ist die Einsendung einer Stuhlprobe an ein entsprechendes Institut nötig. Nach kurzer Zeit erhält der Therapeut dann die Angabe über die Zusammensetzung der Stuhlflora, besonders über die Anwesenheit und die Anzahl der pathogenen Keime. Ein Problem stellt allerdings die mykotische Belastung dar. Hier kann unter Umständen bei einer einzigen Stuhlprobe das Ergebnis negativ sein, obwohl Pilze im Darm vorhanden sind.

Therapie des Störfeldes Darm (Dysbiose)

Ziel sämtlicher therapeutischer Bemühungen um das gestörte Darm-Milieu ist die Wiederherstellung einer eubiotischen Darmflora. Kein leichtes Unterfangen, auch wenn die Reklame der Firmen, die die sogenannten Symbiose-Lenkungs-Mittel herstellen, darauf nicht hinweist. In meiner Praxis habe ich Patienten gesehen, die sich schon seit zwei oder mehr Jahren einer Symbiose-Therapie unterzogen hatten - ohne Erfolg.

Eine der allerwichtigsten Voraussetzungen für den Erfolg einer sogenannten Symbioselenkung ist die Kooperationsbereitschaft oder -willigkeit des Patienten. Wer im Falle der Notwendigkeit nicht bereit ist, auf manche liebgewonnene Verhaltens- und Ernährungsmuster zu verzichten, hat wenig Chancen auf eine Besserung. Dazu zählen folgende selbst einzubringende oder sich selbst aufzuerlegende „Opfer":

1. Reduzierung der sogenannten Zivilisationskost:

a) Konserven- oder Tütenkost

b) Raffinierte Kohlenhydrate wie Zucker, Süßigkeiten, Weißmehlprodukte. Die fehlenden Vitamine und Mineralien bewirken Stoffwechselstörungen, pH-Wert-Verschiebungen, Calciummangelzustände und Hypovitaminosen.

Zum anderen stellen die darin kaum oder wenig enthaltenen Ballaststoffe keinen Stimulationsreiz für die Darmperistaltik dar. Die daraus resultierende Stuhlverstopfung ist durch die lange

Darmverweildauer alles andere als ein ideales „Betriebsklima" für eine gesunde Darmflora.

c) Rohkost in Form von Salaten und Gemüsen ist mit Sicherheit eine stützende Maßnahme für die Darmtherapie. Nur sollte es nicht in einen Fanatismus ausarten, denn nicht jeder Mensch verträgt die Rohkost in großem Umfang

d) Zuviel tierisches Eiweiß wie Fleisch, Wurst und Käse verursacht im Darm Gärungsvorgänge.

Das von manchen Ausschließlichkeits-Aposteln mit erhobenem Zeigefinger artikulierte „Nie" sollte immer in ein tolerantes „Nicht nur" oder „Nicht immer" umgewandelt werden. Leben bedeutet Flexibiltät, Wandlung, Veränderung, aber nicht stures Festhalten an irgendwelchen Grundsätzen. Das bedeutet, wer immer konsequent ist, kann, wenn er mag, auch einmal diese selbst aufgerichteten Vorsätze übertreten, zumindest was die Ernährung anbetrifft.

2. Menschen mit vorwiegend sitzender Tätigkeit wären gut beraten, wenn sie diesen körperlich unaktiven Tagesablauf nicht abends vor dem Fernseher verlängern.

Durch den Arzt erfolgt die Beratung hinsichtlich der Darmsanierung. In der Regel geht man dabei von einem Drei-Stufen-Plan aus:

1. Reinigung des Darmes durch sauerstoffbildende Mittel. Die Bakterien gedeihen normalerweise in einem sogenannten anaeroben (sauerstoffarmen) Milieu. Sauerstoff mit seiner Oxydationsfähigkeit verringert die pathologische Darmflora.

2. Nach dieser einwöchigen Vorbereitungsphase folgt eine Art Rekonvaleszenz- und Unterstützungskur für die Organe Leber, Pankreas und Gallenblase. Zugleich wird die Fermentbildung der Bauchspeicheldrüse angeregt und unterstützt. Entzüdungshemmende Naturheilmittel sowie weitere Natur-Präparate mit Stoffwechselprodukten der natürlichen Darmflora runden die zweite Stufe ab.

z.B. Myrrhinil-Intest Drag. Repha

Zur allgemeinen Entgiftung: Herbanest Tabletten Nestmann, Solidago H Tropfen Nestmann.

Weitere Präparate sind: Rephalysin Drag. Repha, Colibiogen Tropfen, Hylak forte, Prosymbioflor Zusätzlich wirken Chlorella-Algen positiv auf die Darmschleimhaut ein (z.B. Nepro-Rella Nestmann)

3. Die dritte Stufe kann als Fortsetzung der zweiten Stufe betrachtet werden, mit dem Unterschied, daß man die eigentlichen Bakterienstämme wieder zuführt, die von der pathologischen Flora verdrängt werden. Gängige Präparate, um nur einige zu nennen, sind: Omniflora, Mutaflor, Symbioflor I und II und viele andere mehr.

Bei einer Diarrhoe (Durchfall) ist die Gabe von Heilerde Luvos zu empfehlen.

Die für den Patienten tatsächlich notwendige Heilmittel-Kombination ist mit dem jeweiligen Therapeuten abzusprechen, der weitere Rückschlüsse aus der Untersuchung der Stuhlprobe ziehen kann. In einem Patienten-Ratgeber der Fa. Pascoe ist ein sehr treffender Vergleich enthalten, den ich gern zitieren möchte.

Dieser Drei-Stufen-Plan ist einer systematischen Waldpflege ähnlich: Abholzung des erkrankten Baumbestandes, Aufbereitung und Düngung des Bodens und anschließend Aufforstung mit jungen, gesunden Pflanzen.

Zugegebenermaßen entwickelt jeder Therapeut eigene Prioritäten hinsichtlich der einzusetzenden Mittel, aber dieser Vergleich ist sicher einleuchtend.

Alle Möglichkeiten aufzuzählen, wäre eine Ausdehnung, die diesem Buch mit Sicherheit nicht bekommen würde. Es soll nur eine Art Hinweischarakter behalten.

Ein Denkansatz, auf den Dr. Pflaum immer wieder hindeutete, scheint mir jedoch unerläßlich:

Dickdarm und Niere haben als Ausscheidungsorgane eine innige Beziehung zueinander. Dickdarmgifte, die bei einer Dysbiose massenhaft entstehen, werden nicht über die Pfortader der Leberentgiftung zugeführt, sondern belasten die Nieren zusätzlich.

86

Unterstützende Drainage- und Ausleitungsmittel für die Nieren sind daher eine Conditio sine qua non in jeder Symbioselenkung. Leider fehlen diese Mittel (z.b. Solidago-Präparate) häufig bei dieser Behandlung und verstärken daher die sogenannte intestinale Autointoxikation (das bedeutet: Der Körper belastet sich selbst)..

Neben dieser Kombination aus homöopathischen Mitteln, Naturheilkundepräparaten und Darmbakterien-Therapeutika hat sich der Einsatz der Bioresonanz- oder Mora-Therapie sehr bewährt:

1.Die Basis-Therapie als generelle Umstimmungs-Stimulation

2. Externe „Darm-Massage" mit der Magnet-Sonde, indem man mit einer eingestellten Therapie mit der Sonde von der Appendix-Region rechts ausgehend nach oben zum Colon ascendens, quer über das Colon transversum und dann weiter das Colon descendens nach unten fährt - immer von Beginn an wiederholend in diese Richtung.

3. Bei Obstipation ist im gleichen Procedere der Einsatz der Farben gelb und orange mit den MORA-Colorgeräten zweckdienlich.

Zu guter Letzt noch zwei Anregungen zur Verbesserung des Therapie-Geschehens:

1. Zahn-Kiefer-Herde, die eine resonanzkettenmäßige Beziehung zum Darm haben, können die Wirkung der Heilmittel reduzieren.

Dabei handelt es sich in erster Linie um die Zahn-Region 46 (Appendix-Region, Dünndarm-Dickdarm-Übergang, Beginn des aufsteigenden Dickdarms), sowie weiterhin um die Region 36, die stark das gesamte Enddarm-Gebiet beeinflußt.

2. Zu einem Nahrungsbrei, der stark mit Quecksilber-Partikeln durchsetzt ist, wird eine gesunde Darmflora alles andere als Heimatgefühle entwickeln können. Also gilt es, auch die Amalgam-Belastung zu überprüfen.

Neue amerikanische Versuche weisen darauf hin, daß eine pathologische Darmflora in einem solchen mercurialen (Quecksilber) Milieu eine höhere Resistenz gegenüber Antibiotika entwickelt. Zudem ist die Tendenz zu Mykosen (Candida albicans) erhöht. Die Pilze fühlen sich offenbar in einem solchen toxisch belasteten Milieu wohl.

Ein interessantes Buch ist in diesem Zusammenhang „Darm mit Charme" – geschrieben von einer Medizin-Studentin, die inzwischen Ärztin geworden ist.

Zusammenfassung:
Ein kranker Darm kann nicht einfach wegoperiert werden.

Man wird demzufolge alles in die Wege leiten müssen, um die Harmonie zwischen Innen und Außen wieder herzustellen.

Aus der Größe der Darmwandfläche mag der - hoffentlich nicht gleich frustrierte - Leser ermessen, welch schwere Aufgabe die Erneuerung der erkrankten Darmflora bedeutet. So manchesmal wird eine (Selbst)Disziplin nötig sein, die der in einer preußischen Kadetten-Akademie gehandhabten in nichts nachsteht. Lassen Sie mich daher als Trostpflaster und Ermutigungshilfe den Slogan eines fernöstlichen Großkonzerns zitieren:

Nichts ist unmöglich.

Der Blinddarm - Irrläufer der Natur?

Grundsätzliches

Für vieles hat der sogenannte gesunde Menschenverstand eine Erklärung. Der Blinddarm (oder besser Wurmfortsatz) scheint jedoch eine Fehlentwicklung der Natur zu sein oder gar ein Organ, das sich im Laufe der letzten Abschnitte der Menschheitsgeschichte nicht schnell genug oder ausreichend zurückgebildet hat. Eine logische wissenschaftliche Begründung für die Positionierung dieses Anhängsels an eben jenem Platz ist schwer zu finden. Bissige Zungen unterstellen der Natur als einer Art personifizierter Gestalt so etwas wie grenzenlose Güte oder mitleidsvolle Zuneigung, indem sie eben dieses Gebilde demangehenden chirurgischen Facharzt für seine ersten abdominellen (Bauch-)Schnitt-Schritte zur Verfügung stellt bzw. den gynäkologischen Chirurgen in Versuchung führt, diesen potentiellen Störenfried, der ja doch nichts nützt, bei seiner Tätigkeit, z.B. der Entfernung der Gebärmutter, gleich mitzuentfernen. Zwei Operationen zur gleichen Zeit sind zweifelsohne pekuniär interessanter als nur eine.

Nun aber sei es genug des Spotts, wenden wir uns diesem fragwürdigen Zipfel näher zu.

Die topographische Lage läßt uns doch jene von der Orthodoxie in Frage gestellte Sinnhaftigkeit der Appendix erahnen.

Ähnlich wie die Mandeln ist der Wurmfortsatz ein lymphatisches Organ, und genau wie die Mandeln sitzt auch er an einer strategisch wichtigen Durchgangs- oder Übergangsstelle.

Der Dünndarm endet hier und der Dickdarm beginnt, in dem der Nahrungsbrei, bzw. das, was von ihm zurückgeblieben ist, noch einmal in die Höhe in den aufsteigenden Dickdarm und weiter in den querliegenden Dickdarm bis zum Enddarm gehievt wird, um dann - je nach Dringlichkeit oder kultureller Zugehörigkeit - in die freie Natur oder in die Kanalisation entlassen zu werden.

Um diesem Darminhalt den Rückweg zu verbauen, ist am Ende des Dünndarms eine Art Steuerventil, die Bauhin'sche Klappe (lateinisch: Valvula ileo-coecalis), eingebaut, die nur in einer Richtung passiert werden kann bzw. sollte.

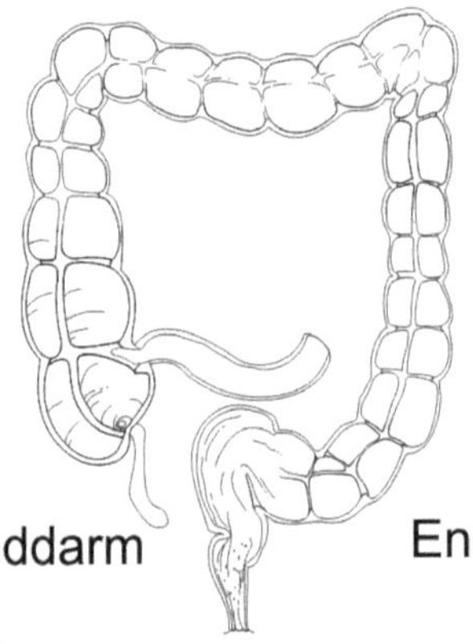

Colon transversum

Aufsteigender
Dickdarm
(Colon
ascendens)

Blinddarm

Enddarm

Abb. 9 Darm

Es liegt in der Natur der Welt mit ihrer Schwerkraft, daß es an dieser Stelle zu Stauungsproblemen, Stockungen und Stillstand kommen kann.

Jeder stille See ist durch eine mögliche Belastung gefährdeter als ein bewegter Strom.

Um mögliche Infektionen zu verhindern, stellt der Lymphknoten im Wurmfortsatz seine Lymphozyten als Schutz zur Verfügung. Bei einer akuten Entzündung, die mit einem möglichen Durchbruch des infizierten Inhaltes die gesamte Bauchhöhle einbeziehen würde, muß natürlich dringend operiert, d.h. der Wurmfortsatz entfernt werden.

Es ist daher bei einer gründlichen Anamnese unerläßlich, nach vorgenommenen Operationen zu fragen, weil sie uns schon ein Bild der gelebten und durchlittenen Konstitution aufzeigen.

Aus dem bereits an anderer Stelle Gesagten ist abzuleiten, daß naturgemäß der Lymphatiker (in der Iris-Diagnostik: die meisten überwiegend Blauäugigen, ca 85% in unseren Breiten) für diese Problematik anfälliger sind.

Neben der Tonsillektomie ist die Appendektomie (Blinddarmentfernung) der häufigste operative Eingriff. Leider ist es mit diesem Eingriff nicht immer getan. Mangelnde Perfektion beim Eingriff sowie Wundheilungsstörungen können zu Verwachsungen führen, die später wiederum als Störfeld diagnostizierbar sind. Wir sprechen dann von einem Postappendektomie-Syndrom. Der deutsche Arzt Dr. Voll hat darüber ausführlich geschrieben.

Die chronische Appendicitis

Die Diagnostik chronischer Erkrankungen ist in der klassischen Medizin ein außerordentlich schwieriges Kapitel. Selbst so - wie man landläufig meint - einfache Diagnosen wie eine chronische Sinusitis sind mit den herkömmlichen Methoden kaum zu bewältigen. Ich erlebe immer wieder, daß im VEGATEST die Nosode Sinusitis comp. anspricht, die Patienten hingegen erklären, nach Angaben ihres HNO-Arztes sei alles in Ordnung.

Der Schwierigkeitsgrad beim Wurmfortsatz (Appendix) liegt um einiges höher, denn

1. man kann ihn nicht direkt einsehen und

2. die Position der Appendix ist außerordentlich variabel. Die Auflistung der mehr oder weniger zuverlässigen diagnostischen Methoden der konventionellen Medizin möchte ich Ihnen ersparen, verweise den interessierten Laien oder Kollegen aber auf das ausgezeichnete Buch von H. W. Schimmel über Funktionelle Medizin.

Die in meiner Praxis angewandte Methode zur Ermittlung einer chronischen Appendicitis ist das VEGATEST-Verfahren.

Mit der Testampulle Appendix vermiformis zeigen sich sowohl die chronische Appendicitis als auch die häufig nach einer Appendektomie vorkommenden Verwachsungen, die zugleich als Narbenstörfeld ansprechen können.

Der chronisch veränderte Appendix kann vielfache Fernwirkungen haben, u.a. auf *

* Pancreas
* Gallenblase
* Nieren und Blase
* Prostata
* Ovarien
* Leber und Magen

* Rechte Unterkiefer-Molaren 48-46

Diese Zusammenhänge resonanzkettenmäßiger und sonstiger Art sind wiederum mittels Elektroakupunkturdiagnose feststellbar. Im VEGATEST-Verfahren bedient man sich des Filterverfahrens, einer systemspezifischen funktionellen Zusammenhangs-Diagnose.

Therapie der chronischen Appendicitis
Es gelten zwei Grundsätze
1. Je jünger der Patient, desto größer die Chance der Besserung mit Homöopathika.
2. Je länger der Zustand besteht, desto aussichtsloser ist eine Ausheilung.

Bei jedweder Behandlung ist es selbstverständlich ein Muß, die korrespondierenden Organe mitzutherapieren.

Dazu ein Beispiel:
Chronische Appendicitis mit Pankreas-Beteiligung:
* Appendix D8, D10 oder D12
* Pancreas suis Injeel Heel
* Cichorium / Pancreas comp. Wala
* Phaseolus- oder Carbo vegetabilis-Mittel

Ein Hinweis aus zahnärztlicher Sicht, der leider in der Literatur etwas zu kurz kommt:

Besonders die Region 46 (rechter unterer erster Backenzahn) hat eine intensive Beziehung zur Appendix ebenso wie der Zahn 36 zum Enddarm. Um einen Therapieerfolg im Bauchraum zu erleichtern, ist ein Zusatzblick auf das Gebiet 46 anzuraten.

Befindet sich dort:
1. ein avitaler Zahn?
2. eine chronische Ostitis (Restostitis)?

Wie schon erwähnt: Nach meinen Erfahrungen treten bei den unteren Sechsern die häufigsten Wundheilungsstörungen auf, die sich später ineiner chronischen Ostitis niederschlagen, die in vielen Fällen röntgenologisch nicht nachweisbar ist, sondern der Elektroakupunktur-Diagnose bedarf.

Erst dann, wenn alle Möglichkeiten nichts fruchten, ist der Gang zum Chirurgen zur Entfernung der Appendix die Behandlung der Wahl.

Welch eindrucksvollen Befunde sich dann pathologisch nachweisen lassen, zeigt in ausführlicher Weise das Buch von Irmer/Voll über die chronische Appendicitis.

Von Läusen und Lebern - gallige Probleme

Allgemeines

Der Volksmund mit seiner intuitiven Weisheit, die sich meistens in kernigen Sprüchen und trefflichen Sprichwörtern niedergeschlagen hat, erkannte sehr schnell und früh die Problemzone des rechten Oberbauches.

In diesem Bereich hat die Natur die Organe Leber, Gallenblase und Bauchspeicheldrüse (Kopf) angesiedelt. Man bringt diese Körperregion mit psychischen Inhalten wie Ärger, Unwillen, Zorn, aber auch Energie in Verbindung - besonders die Gallenblase. So läuft einem Wütenden die Galle über, er ärgert sich grün und blau, oder auch gelb und grün.

Die berühmte Laus, die einem über die Leber läuft, signalisiert ebenfalls das Thema Ärger.

Vielleicht spuckt er dann gleich Gift und Galle .

Sollte ihm dann noch die Zornesader schwellen, so dürften die mei sten Menschen kaum wissen, daß dieser Schläfenbereich vom Gallenblasen-Meridian durchzogen wird.

Anatomisch-funktionelle Fakten

Das, was auf der rechten Oberbauchseite bei einem deftigen Gänsebraten nach Großmutter Art sich so vehement bemerkbar machen kann, ist die Gallenblase.

Ihr bzw. dem Gallensekret obliegt in Gemeinsamkeit mit den entsprechenden Enzymen der Bauchspeicheldrüse die Verdauung des Fettes. Und gerade durch die Fette war ja Omas Braten so wohlschmeckend, vom Duft, der durchs Haus

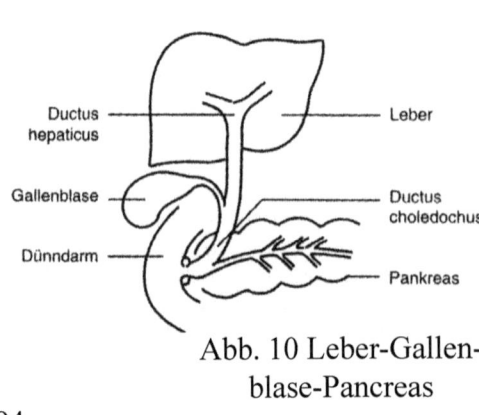

Abb. 10 Leber-Gallenblase-Pancreas

zog, einmal gar nicht zu reden.

Die Gallenblase ist ein Vorratsorgan für die in der Leber gebildete Gallenflüssigkeit. Sie verbirgt sich hinter dem rechten Leberlappen. Das Fassungsvolumen beträgt ungefähr 50 ml. Da täglich rund 800 - 1000 ml Gallenflüssigkeit produziert werden, kann naturgemäß nur ein Teil gespeichert werden, der dafür durch Wasserentzug auf 20 - 10% eingedickt wird. Der Rest fließt direkt in den Dünndarm.

Die Flüssigkeit wird in den Leberzellen erzeugt, fließt über die kleinen Gallenkapillaren in größere Gefäße bis in den großen Lebergang des Ductus hepaticus, von da weiter in den sogenannten Ductus choledochus und dann z.T. gemeinsam mit den Pankreas-Enzymen in den Dünndarm. Wo der Ductus hepaticus endet und der Ductus choledochus anfängt, zweigt der Gallengang (Ductus cysticus) ab, der zur Gallenblase führt.

Wiederum ein weises Prinzip der Natur, die nichts vergeuden will: Der Mensch kann nicht ständig körperlich verdauen. Dieser Nahrungsbeschaffungsmaßnahme sollte als Wesensprinzip des Menschen zwischendurch eine geistige Verdauung in Form einer schöpferischen Denktätigkeit folgen, was sich aber bis zum größten Teil der Menschheit, auch in unseren gemäßigten Breiten, noch nicht herumgesprochen hat.

In den Pausen, wenn man denkt oder manchmal denken läßt, wird die Gallenflüssigkeit nicht in den Dünndarm entleert, sondern in der Gallenblase gespeichert.

Diese Konzentration von Flüssigkeit enthält u.a. Gallenpigmente, Cholesterin und Gallensäuren, was zu einer Gallensteinbildung führen kann.

Gallensteine - geronnene Energie

Ablagerungen und Verdichtungen bilden sich nur da, wo die Dinge nicht im Fluß sind. Wir wollen einmal die pathophysiologische Frage des „wie" der Gallensteinbildung außer Acht lassen.

Das „warum" erscheint wesentlich interessanter.

Bei meinen Patienten fehlt ungefähr bei jeder achten weiblichen Patientin die Gallenblase, bei Männern tritt dieses unliebsame, aber offenbar notwendig gewesene chirurgische Ereignis ungleich seltener auf, schätzungsweise jeder vierzigste Mann ist bei meinen Patienten davon betroffen. Woher kommt also diese geschlechts-spezifische Dominanz bei Gallenblasenentfernungen?

Der Gallenblasenmeridian der Akupunktur (zu dem natürlich auch das Organ Gallenblase gehört) hat etwas mit dem Thema Energie zu tun. Kann der Mensch seine Energie, zu der das zwar anrüchige, aber doch irgendwie lebensnotwendige Thema Aggression im weitesten Sinne gehört, nicht ausleben, so wendet sich der üblicherweise nach außen gerichtete Vektor nach innen.

Diese Autoaggressionen können sich auf vielfältige Art und Weise manifestieren.

Eines der Phänomene ist das Verdichten bzw. Ausfallen von Bestandteilen der Gallenflüssigkeit - die Gallensteine sind das Resultat.

Frauen sind davon - wie schon erwähnt - bevorzugt betroffen. Der Grund liegt darin, daß gesellschaftsbedingt Frauen ihre Energie nicht so entfalten und ausleben können wie beispielsweise Männer.

Fußballatmosphäre, Autoraserei, Fluchen, lauter Streit, auf den Tisch hauen – um nur einige vordergründige banale Kanäle zu nennen, werden den Männern zwar nicht immer, aber eher konzediert bzw. nachgesehen. Männlich (destruktiv) halt!

So wird aus dem Stein des Anstoßes, den man oder (um einmal die dümmliche emanzipiert-überschießende Formulierung zu gebrauchen) frau nicht aus der Welt bugsieren kann, weder mit vehementen Worten noch mit impulsiven Taten, der Stein der Gallenblase (medizinisch: Cholelithiasis).

Während des Schreibens dieser Zeilen drängt sich mir die Frage auf, ob kulturelle Unterschiede zwischen Mitteleuropa und beispielsweise dem Nahen Osten eine verschieden hohe Disposition für Gallensteinleiden bei Frauen bewirken kann.

Hier die Frau in Europa mit der größeren Möglichkeit zur Selbstverwirklichung (was immer das auch sein mag), dort die von einer dominanten Männergesellschaft geprägte Orientalin. Hat die letztere sich in ihr Los gefügt oder spielt sie ihre Rolle als heimliche Herrscherin des Hauses als Kompensation?

Aber diese Frage kann nur Anlaß für Gedankenspiele sein, die Antwort steht noch aus, es gibt offenbar keine vergleichenden Statistiken oder Untersuchungen in den betreffenden Gebieten. Die orientalischen Männer werden es schon zu verhindern wissen.

Die Gallenblase als Störfeld
Wie bei jedem anderen Organ bzw. Körpergewebeareal kann auch die Gallenblase zum Herd werden. Hauptsächlich sind es

* chronische Entzündungen der Gallenblase (chronische Cholezystitis), die wiederum durch Steine „unterstützt" werden.

* häufige Gallenkoliken, d.h. steinbedingter temporärer Verschluß der Gallenblasengänge oder, noch dramatischer, des Gallenganges.

Im ersteren Fall ist es „nur" die Flüssigkeit der Gallenblase, die an der Entleerung gestört ist, im zweiten Fall kann auch die von den intrahepatischen Gallengängen antransportierte Gallenflüssigkeit nicht den Weg in den Dünndarm finden, um gemeinsam mit den fettspaltenden Enzymen der Pankreas die Fette zu emulgieren und resorptionsfähig zu machen.

* chronische Veränderung der intrahepatischen Gallengänge.
Die Gründe können sein:
1. Erkrankungen der Leber
2. Akute Entzündungen der Gallenblase
3. Hochwandern von Erregern aus dem Darm, besonders bei einer starken Dysbiose, einer hartnäckigen Obstipation oder beides zusammen.

Fernwirkungen eines gestörten Gallenblasen-Meridians
Der Gallenblasenmeridian ist neben dem Blasen- und dem Magen-Meridian einer der drei großen „Marathon-Läufer" im Körper. Vom

Kopf bis zum Fuß hinunter durchzieht er die „menschliche Flur".
So können sich neben den lokalen Symptomen wie Blähungen,
Druck im rechten Oberbauch, Völlegefühl, Erscheinungen im
Verlauf des gesamten Meridians ausbilden, die von der orthodoxen
Medizin als rein isolierte Phänomene betrachtet werden und daher
vom Spezialisten, meist erfolglos, in der jeweiligen Region
behandelt werden.

Werfen wir daher einen Blick auf einige Möglichkeiten der
Fernprojektion.

* Einen relativ langen Verlauf hat der Meridian am Kopf und zwar
besonders am Schläfenbein (Os temporale) und Scheitelbein (Os
parietale). So zeugen ein Großteil der Schläfenkopfschmerzen,
rechts wesentlich häufiger als links, davon, daß der Griff zur
Kopfschmerztablette die Symptome wegdrückt, aber keineswegs
ursächliche (was auch immer das sein mag) Gefilde streift.

Dieser Art von Kopfschmerzen wird man in der Regel mit
Gallenblasenmitteln eher erfolgreich zu Leibe rücken können.

Diese Behandlung benötigt aber nicht einen zum Passivismus
tendierenden Patienten sondern eine aktive Kooperation durch
Vermeiden bestimmter Nahrungsmittel und Gewohnheiten (s.
unter therapeutische Empfehlungen).

* Den meisten Menschen wird es kaum glaublich erscheinen:
Unser Auge, das dem Menschen die Wunder der Natur und die
(vielfachen) Scheußlichkeiten der Technik nahebringt, hat eine
Relation zum Gallenblasenmeridian, der seitlich am Augenwinkel
endet und über dem Auge nochmals einen Haken schlägt, beidseits
selbstverständlich, denn sämtliche Meridiane sind bis auf zwei Aus-
nahmen immer paarig.

Die Volksweisheit hat das schon lange erkannt. Ganz im Sinne der
Gallenblasen-Hintergrundsymbolik, der aktiven Dynamik, spricht
sie von einem stechenden Blick oder einem durchbohrenden Blick.

Welch herrlich intuitive Zuordnung!

Vorurteilsfreies Hinhören wäre als Sondervorlesung für den ange-
henden Jünger des Hippokrates gar nicht so unübel.

Bei unerklärlichen Entzündungen der Iris, der Sklera und der Netzhaut ist ein Überprüfen des Organs Gallenblase und zusätzlich des Lebermeridians oft ratsam. Eine entsprechende Therapie kann die Symptome am Auge neben lokalen Maßnahmen häufig abklingen lassen bzw. die Erscheinungen lindern .

* Weniger davon betroffen ist das Kiefergelenk, dessen Erkrankungen ebenfalls häufiger bei Frauen anzutreffen sind, und das wiederum bevorzugt in perioklimakterischen Phasen. In diesen Fällen spielt zumeist der gestörte endokrine Meridian, also der Hormonhaushalt, die übergeordnete Rolle, verbunden mit dem dritten Meridian, der über das Kiefergelenk verläuft, dem Magenmeridian.

* In wundervoller Weise demonstriert die Natur am Eckzahn die Kongruenz zwischen Form und Inhalt. Die spitzen Eckzähne, im Volksmund auch Augen- oder Wolfszähne genannt, drücken in ihrer Form auf unübertreffliche Weise das Prinzip der Dynamik und Aggression aus. Da dieses Thema ausführlichst in meinem Buch „Mars im Spiegel – Mythologisch-bißliche Betrachtungen" abgehandelt ist, möchte ich interessierte Leser beiderlei Geschlechts auf diese Betrachtungen verweisen.

Zurück zum gemeinsamen Meridian: Probleme im Bereich der Gallenblase können sich in erhöhter Empfindlichkeit des Eckzahnes, in einem zurückgehenden Zahnfleisch bzw in freiliegenden Zahnhälsen äußern. Und nun kommt das Fatale, auf das ich immer wieder hinweisen möchte: Vorsicht beim Beschleifen der Eckzähne für Kronen und Brücken! Eine gestörte Gallenblasenfunktion, um es einmal global zu formulieren, reduziert die Widerstandskraft eines „skalpierten" Zahnes, daß die konsekutiven Beschwerden oft eine Wurzelbehandlung notwendig machen. Man will ja das teure güldene Kunstwerk nicht schon wieder einem anderen marsischen Werkzeug, der Zange, opfern.

Nunmehr nimmt das Schicksal seinen Lauf. - Ping-Pong-Effekt nenne ich das.

Zuvor belastete die Gallenblase den Zahn (oder das Odonton, wie man heute nach Dr. Voll das Gesamtgebilde Zahn auch nennt), jetzt

„revanchiert" sich der Zahn seinerseits mit negativen Impulsen in Richtung Gallenblase.

* Die Hüfte, jene bemerkenswerte Konstruktion, die den mehr oder weniger beleibten Restorganismus mit seinen Fortbewegungsmitteln, den Beinen, verbindet, ist ebenfalls ein Mitglied der Gallenblasen-Society. Und so sollte man schon in den Anfängen die resonanzkettenmäßigen Zusammenhänge überprüfen.

Die zunehmenden Hüftgelenks-Operationen sollten nachdenklich stimmen. Aus relativer Nähe konnte ich die Geschichte einer Patientin erleben, der man trotz Übergewicht beidseits künstliche Hüftgelenke einsetzte. Wenn man sie dann beschwerlich die Straße entlang laufen sah, muß man sich fragen, was da wohl nicht ganz richtig verlaufen ist.

Die Nachsorge war beschämend unmenschlich, außer Massage-Anweisungen und Schonungs-Empfehlungen erfolgte nichts.

Als ob eine Operation immer die Lösung des Problems wäre. Ständige postoperative Schmerzen und das präoperative Versprechen „Nachher können sie wieder richtig gehen" stehen in einem fragwürdigen Gegensatz zueinander.

Therapeutische Ansätze

Häufig findet man in der Krankengeschichte der Eltern und / oder Großeltern Hinweise auf eine Prädisposition zu Störungen im Bereich der Gallenblase.

Unverträglichkeit oder Abneigung gegenüber fetten Speisen sind ein weiterer Hinweis. Im Grunde ist die Vermeidung alles Schwerverdaulichen die beste Prophylaxe. Ganz besonders Kaffee, geröstete Produkte überhaupt sowie scharf gebratene und gegrillte Nahrungsmittel runden den Kreis der Dinge ab, die einer geschwächten Gallenblase möglichst vorzuenthalten sind. Gerade beim Kaffee scheint es wie eine Sucht zu sein: Diejenigen, die es am wenigsten dürften, können nur schwerlich von diesem Getränk lassen.

Bei leichteren Fällen wird man die Gallensekretion unterstützen, z.B.Artischocken-Präparaten (z.B. Nemacynar Nestmann) oder Curcuma-Präparaten.

In schwereren Fällen gibt man zusätzlich Leberpräparate, z.B. Hechocur spag. Peka Tropfen Pekana oder Herbanest Tabletten Nestmann um nur einige zu nennen.

Bei nachgewiesenen Gallensteinen hat sich das Mittel

Tartarus spag Phönix

bewährt.

Für den mit der Elektroakupunktur oder sonstigen Testmethoden bewanderten Therapeuten können natürlich weitere Mittel in Frage kommen.

Wenn alle Mittel versagen, bzw. im akuten und lebensbedrohlichen Fall, sind chirurgische Maßnahmen angezeigt.

Sonstige Störfelder

Die bisherigen Kapitel beschreiben die am meisten vorkommenden Störfelder. Darüber hinaus kann im Grunde jedes andere Gebiet des Körpers zum Focus, zum Störsender werden, wenn eben - wie bereits beschrieben - diese Region dem Organismus eine ungebührlich hohe Zuwendung (oder Abneigung) abverlangt bzw. der Körper stets um Aus- und Abgrenzungs-Manöver bemüht sein muß.

Gewebseinschlüsse
Dazu zählen in erster Linie Fremdkörper im Bindegewebe, z.B.
a) Granatsplitter
b) chirurgische Implantate
c) überstopftes Wurzelfüllmaterial im Zahn-Kiefer-Gebiet etc.

Narbenstörungen
Irritationen entstehen meistens dort, wo die Kontinuität von Akupunktur-Meridianen unterbrochen ist.

Daher sind Längsnarben zumeist nicht so gravierend in ihrem Störpotential wie Quernarben, denn durch diese kann, wie eben erwähnt, der Verlauf und der Energiefluß im Meridian gestört oder unterbrochen werden..

Der generelle Hinweis erfolgt im VEGATEST-Verfahren mit der Vortestampulle Jodum D 60

Die Therapie besteht in der Regel im Unterspritzen der Narbenränder, oft ein schmerzhaftes Unterfangen.

Es ist unsinnig, eine gesamte Narbe mit Injektionen zu traktieren, wenn es manchmal nur ein oder zwei Stellen im Narbenverlauf sind, die als energetischer Inkontinuitätsfaktor anzusehen sind. Bei der Suche nach dieser Stelle sind Besitzer eines Elektroakupunkturgerätes im Vorteil. Mit der sogenannten Reizstrom-Einstellung imponieren die eigentlichen Störpunkte durch ein Ansteigen der Frequenz und die Höhe des akustischen Generators, der mit den Elektroimpulsen gekoppelt ist. Dort, und nur da, muß die Neuraltherapie angesetzt werden.

Der Sinn dieser Behandlung besteht darin, die Energie des Meridians wieder in einen geregelten Fluß zu bringen, oder um einen Vergleich zu wählen: Einem Strom, der durch Staus behindert war, wieder ein genehmes Bett zuzuweisen.

Prostata

Dieses Organ, dessen Funktion noch immer nicht bis zum letzten geklärt ist, kann zum Störfeld werden. Die Prostata besteht aus zwei Lappen und wird von einer Kapsel umschlossen, darin liegt das spezifische Drüsengewebe und das Zwischengewebe, im letzteren liegen glatte Muskelzellen, die das Sekret auspressen. Das Organ umgibt die Harnröhre. Hier liegen die sog. periurethralen Drüsen, die im Alter wuchern können und das eigentliche Prostata-Gewebe an die Kapselwand drücken.

Oft liegt jedoch eine anderweitige Belastung vor, die die Prostata erst zum Focus werden läßt.

Von der Fernwirkung (Resonanzketten) her sollten avitale Frontzähne beachtet werden, die den Nieren-Blasen-Meridian belasten können, auf dem auch die Prostata liegt.

Störungen und Wucherungen treten meist ab dem vierzigsten Lebensjahr auf. Daher sollte bei Männern ab diesem Alter die Untersuchung der Prostata bei einer gründlichen Überprüfung dazugehören.

Um eine bösartige Entgleisung auszuschließen, ist die Ermittlung des PSA-Wertes (prostataspezifisches Antigen) anzuraten, dessen Höhe zumindest einen Hinweis auf eine Entartung geben kann.

Weibliche Adnexe (Adnexa)

Unter den weiblichen Adnexen versteht man die Anhangsgebilde des Uterus: Eileiter, Eierstöcke und die dazugehörigen Bänder.

Als Focus betrachtet man die chronische Adnexitis, die nach einer akuten Adnexitis zurückbleiben kann. Die Symptome zeigen sich als Menorrhagien, krampfartige Schmerzen sowie Ausfluß. Sie sind wie alle chronischen Krankheiten außerordentlich hartnäckig.

Wie bei der Prostata ist hier ebenfalls bei therapieresistenten Fällen auf tote Frontzähne zu achten, die sich als Störfaktoren auf dem Nieren-Blasen-Meridian bemerkbar machen können.

Wichtig zu wissen ist noch eines: Der Blasen-Meridian ist wie schon beschrieben neben dem Gallenblasen- und Magen-Meridian einer der drei Meridiane, die vom Kopf bis zum Fuß dne ganzen Körper durchqueren. Vielfach sind daher Kopfschmerzen im Stirnbereich eine Folge von Störungen in den Organen, die auf dem Blasen-Meridian liegen. Der Merian endet am Fuß am kleinen Zeh außen, während der Nieren-Meridian am kleinen Zeh innen endet.

Für weibliche Patienten: Der Blasen-Meridian liegt also außen und kann dadurch durch enge Schuhe gestört werden. Ebenso sind die hochhackigen Schuhe, die sicher ein schönes Bein ausformen können, ein Problem. Denn durch die Form der Schuhe wird beim Gehen immer etwas Druck auf die Zehen und ganz besonders auf den kleinen Zeh außen ausgeübt. Bei Problemen im Uro-Genital-Bereich gilt es daher sich zwischen weiblicher Attraktivität und medizinischer Notwendigkeit zu entscheiden.

Nicht immer eine einfache Entscheidung!

Die Frage aller Fragen

So aus dem Zusammenhang gerissen oder als Schlusspunkt mag diese Überschrift dem einen oder anderen Leser naturgemäß etwas hochgestochen oder überzeichnet vorkommen. Abgesehen davon, daß viele Menschen überhaupt keine Fragen haben und einfältig-stumm ihr Leben absitzen, hat jeder eine andere Fragen-Priorität.

Unter dem Aspekt des Titelthemas müssen wir aber konzedieren, daß ein Patient nach einer ausführlichen Testung / Untersuchung und einer entsprechenden Beratung aus seinem Leid heraus dem Arzt die Frage, seine Frage aller Fragen stellt:

Wenn ich denn alles treu und brav einnehme, wie Sie mir es empfehlen, wenn ich die empfohlene Operation durchführen lasse - können sie mir dann versprechen oder glauben Sie, daß sich dann meine Beschwerden bessern oder gar verschwinden?

Jeder, der ein- oder mehrmals in diese Situation hineingestellt war, kennt die ungeheure Schwierigkeit der Beantwortung, die einer regelrechten Gratwanderung gleicht. Ein falsches Wort, ein verlegenes Zögern - und die Unsicherheit springt auf den Ratsuchenden über. Eine rasch gegebene, fast unkritische allzu positive Aussage mag den Leidenden zwar den Mut und die Kraft geben, sich den Empfehlungen zu beugen und sie zu beherzigen.

Was aber, wenn dann das „versprochene" Ergebnis nicht eintritt?

Welche Zweifel bleiben im Herzen des Patienten haften?

Wie groß wird die Skepsis gegenüber dem nächsten Therapeuten sein, der erneut sein Bestes tun will, um dem Gegenüber in seiner Leidensgeschichte ein Helfer zu sein?

Stellen Sie sich nun das Gegenteil vor. Auf die bewußte Frage erhielt der Patient ein lapidares: Ja, das weiß ich nicht! Mit wieviel Zagen und Zögern wird der Fragende sich der empfohlenen Behandlung stellen, immer noch den Ton der unsicheren Prognose im Ohr. Es gibt das Prinzip der „Self-fulfilling-prophecy" (es gibt leider kein deutsches passendes Wort) - die Aussage des Arztes gärt und keimt im Inneren des hilfesuchenden Menschen, sie entfaltet im Unterbe wußtsein ihre unheilvollen Auswirkungen und läßt gerade das entstehen oder bleiben, das doch gerade unerwünscht war. Und alles nur, weil ein Arzt die magische Formel „Ich weiß nicht, ob ich Ihnen helfen kann" aussprach.

In dieser schicksalshaften Zweierbeziehung zwischen Patient und Arzt steckt noch viel archaisches Gedankengut. Die naturwissenschaftliche Medizin hat den Menschen aus seiner alten Eingebundenheit in das kosmische Geschehen und dem Urvertrauen in das Übermenschlich-Göttliche in eine kalte Leere hinauskatapultiert; auch die Kirche vermag dieses Vakuum in den seltensten Fällen zu füllen.

In den Zuständen, wenn der leidende Mensch verzweifelt ob des vermeintlichen Schicksals ist, projiziert er häufig den ihm noch irgendwie innewohnenden Priesterarzt-Glauben auf den gegenübersitzenden oder -stehenden Arzt, der für diese Aufgabe in keinster Weise ausgebildet ist.

Was antwortet man also dem Patienten auf seine Frage aller Fragen?

Nun, liebe(r) Leser(in), ich bin in der verzwickten Situation, ihnen ebensowenig ein Halteseil für diese Gratwanderung zu bieten.

Außer einigen Anregungen, die Sie je nach Charakter und Temperament mit eigenem Leben füllen müssen, bin ich leider genau so ohn-mächtig und sprach-los wie Sie.

Eine Metapher erscheint mir für die Grundeinstellung oder die Verständnisfindung des Patienten wichtig.

Ich vergleiche den Menschen mit einem Krug, in den bekanntlich einiges hineingeht. Dieser Krug ist der Körper. Dieser vermag eine Menge zu kompensieren. Die Vis vitalis, die Lebenskraft, hat oft ein erstaunliches Potential. Erst dann, wenn die Selbstregenerierungskräfte erschöpft sind, beginnt der Krug - einmal bildlich gesehen - überzufließen.

Der Mensch spürt nunmehr dieses Überlaufen - er und der Arzt nennen es Symptom. Wenn es noch vielfältiger wird, wird es ein Syndrom genannt - immer ein Hinweis, daß der eigentliche Hintergrund mehr als unklar ist.

Gelingt es nun, den Menschen von Störfeldern zu befreien, sinkt der Flüssigkeitsspiegel im Krug, die Symptome können schwinden.

Diese Bildhaftigkeit wird den meisten Menschen einleuchten und sie zur aktiven Kooperation anregen.

Ohne diese Mitarbeit am Projekt Gesundung geht es ohnehin nicht. Patienten, deren größte Tätigkeit im grenzenlosen Passivismus besteht und deren einzige Aktivität - neben einigen lebenserhaltenden Verrichtungen - in stereotypen Klagen, Stöhnen und Selbstmitleid und vor allem, noch schlimmer, in Schuld-Projektionen, besteht, sind schwerlich für ein fruchtbares Miteinander zu gewinnen.

Der letzte Satz ist natürlich sehr vereinfachend, dessen bin ich mir bewußt.

Dieses Thema enthält überhaupt eine Unmenge nichtbeleuchteter individueller Facetten, die aber den Themenansatz sprengen und vielleicht in ein Lehrbuch über Psychologie besser hineinpassen würden.

Aus der Sicht eines Arztes ist es jedoch frustrierend, einem starken Raucher bei der Asthma-Bewältigung zu helfen, das Leberleiden eines Menschen zu behandeln, der jeden Abend die Korken knallen lässt oder einen Diabetiker zu unterstützen, dem Süßigkeiten ein tägliches Herzensanliegen sind.

Kehren wir zurück zu unserem Ausgangspunkt.

Ein anderes Argument fußt auf dem Aspekt der Zeit.

Kronos ist die Zeit in ihrem Ablauf, ein Aufeinanderfolgen von Tagen, Monaten, Jahren. Daher stammt unser latinisiertes Wort „chronisch". Chronische Krankheiten haben in der Regel einen langen Anlauf oder Verlauf, und Störfelder sind chronische Erkrankungen, also Dauererscheinungen.

Ebensowenig, wie man ein großes Schiff nie abrupt zum Bremsen bringen kann, wenn es mit Volldampf voraus das Meer durchpflügt, wird man eine chronische Krankheit mit einem Wundermittel spontan aus der Welt schaffen können.

Die Therapie erfordert ebenfalls Zeit und Geduld - ein Argument, dem sich die meisten Patienten ebenfalls kaum verschließen können.

Es gibt hartnäckige Patienten, die ihr Insistieren mit einem treuherzigen Augenaufschlag oder mit einer Leidensmiene kaschieren. Und sie stellen zum Schluß noch einmal die Frage, die sie am meisten bewegt.

Mir bleibt dann auf meinem schmalen Diagnose- und Therapie-Gebiet nichts weiter als die salomonische Tröstung: Versprechen kann ich Ihnen nichts, aber ich wünsche Ihnen auf Ihrem weiteren Lebens-Weg und bei der Bewältigung der anstehenden Probleme alles erdenklich Gute.

Schlussgedanken

Das Thema Herd, Focus, Störfeld ist ein unerschöpfliches Gebiet. Dieses Buch erhebt nicht den Anspruch, diesen Bereich ausführlichst und intensivst abgehandelt zu haben.

In aller Bescheidenheit möchte ich sogar gestehen: Wahrscheinlich habe ich die Störfeld-Problematik nur an ihrer Oberfläche angekratzt oder leicht aus der Vogelperspektive angeschaut. Wenn es mir aber gelungen ist, den einen oder anderen Leser, sei er Fachmann oder Laie, in seinem bisherigen Denk-Weg ein wenig zu beeinflussen, um alte Denk-Muster ähnlich wie eine Schlangenhäutung abzustreifen und neue Bilder in seinen Diagnose- und Therapie-Schatz einzugliedern, dann hat dieses Buch seinen Sinn erfüllt.

Aus der Praxisalltags-Tätigkeit dringen naturgemäß einige Schwerpunkte durch. Und damit unter Umständen die Versuchung, das Problemfeld, dem man sich am meisten gegenübergestellt sieht, zu einer gewissen Dominanz zu erheben.

Wenn Sie das Buch durchblättern und die Seitenzahlen abschätzen, werden Sie feststellen, daß auch ich dieser Schwäche (wie soll ich es sonst nennen) erlegen bin. Das Areal der zweiunddreißig Zähne nimmt neben den einleitenden Gedanken einen verhältnismäßig breiten Raum ein.

Vielleicht haben Sie, der Sie das Buch gerade in den Händen halten und bis hierher gelangt sind, das Bedürfnis nach einer umfassenderen Sicht der Beißwerkzeuge gehabt und in diesem Werk gefunden.

Ein Heilpraktiker wiederum, in dessen Ausbildungsgang das Thema Zähne nicht so vordergründig ist, wird vielleicht das ihm noch Fehlende finden.

Und ein Zahnarzt, der über den Tellerrand hinausblickend sich für das Nicht-Konservativ-Zahnmedizinische interessiert, wird den einen oder anderen Gedankengang finden, der ihm in seinem ureigensten Gebiet noch nicht über den Weg gelaufen ist.

Der Gesamtbereich Störfelder wurde zumeist aus einer mehr morphologisch-energetischen Sichtweise abgehandelt.

Man kann den Blick aber weiter ausdehnen: Jedes Organ ist aus einer mehr symbolhaft-esoterischen Schau nichts weiter als eine geronnene, in die Materie gefallene Idee. Demzufolge kann der interessierte Leser, sofern er das Hintergrundwissen sucht, weitergehende Fragen stellen:

Was hat es zu bedeuten, daß ausgerechnet ein Störfeld in diesem oder jenem Organ sitzt?

Warum tritt ein Ereignis an einem Organ ausgerechnet zu einem bestimmten Zeitpunkt ein?

Und zu guter Letzt die Frage des Patienten: Warum bin ich es ausgerechnet, dem das passiert?

Über diese Fragen gibt es bereits sehr viel Literatur.

Sie hat aber einen gefährlichen Nebenaspekt.

Häufig werden die esoterischen Statements dieser Bücher dem Patienten wie ein Hut übergestülpt, egal ob ihm die Krempe oder die Form angenehm sind. Einige Worte der Klärung und Erläuterung bedarf es schon, um dem Patienten das, was hinter seinem Leid steht, nämlich den Symbol- und Sinngehalt etwas näher zu bringen.

Steckt im deutschen Wort Herd, wie es bereits dargelegt wurde, so etwas wie ein Aufmerksamkeitsfaktor, wird es am lateinischen Wort Focus noch deutlicher. Focussieren bedeutet scharf einstellen, in den Brennpunkt rücken und damit in aller Deutlichkeit wahrnehmen. So besehen kann ein Störfeld, ein Focus so etwas wie eine Grob- und Feineinstellung, je nach Aufgeschlossenheit, werden.

Um nämlich das, was vom Menschen so gern verdrängt wird, aus dem Schatten der Eigenblindheit in die Schärfe der Sichtbarkeit zu rücken.

Unter dieser Betrachtung hat selbst so etwas augenscheinlich „Nutzloses" und „Lästiges" wie ein Herd oder Focus oder Störfeld noch einen, nämlich seinen Sinn.

Dinge, die im Brennpunkt stehen, wollen ausnahmslos Beachtung erheischen.

Und so schauen wir ruhig einmal hin, was uns das Schicksal mit dem Suchstrahl des Lichtes aus dem Dunkel der Verborgenheit und

dem Nicht-Wahrnehmen in den Mittelpunkt der Gegenwärtigkeit unseres So-Seins, unseres Lebensalltags rückt.

Literatur

Adler, E. Erkrankungen durch Störfelder im Trlgeminus-Bereich, WM Verlag, Heidelberg, 1973

Dethlefsen, Th./Dahlke R., Krankheit als Weg Bertelsmann-Verlag, München, 1983

Enders, G., Darm mit Charme, Ullstein, 2017

Gleditsch, J. Reflexzonen und Somatotopien, WBV Schorndorf, 1983

Irmer/Voll Chronische Appendicitis, MW Verlag, Uelzen, 1980

Kellmann, R., Glück beginnt im Darm, Riva, 2018

Lohmann, M. Lexikon der Normalwerte, Midena

Nachtnebel, J. Normalwerte unseres Körpers, Weltbild-Verlag, 1995

Pflaum, H. Praktikum der Bioelektronischen Funktions- und Regulationsdiagnostik (BFD) Haug-Verlag, Heidelberg, 1979

Pflaum, H. Bildatlas zur BFD Haug-Verlag, Heidelberg, 1987

Pflaum, H. u. Pflaum, P. Synopsis der Regulations (Zahn-) Medizin, Haug-Verlag, 2000

Regulation und Bewusstsein – die Zukunft der Medizin!?; Festschrift, Matrimed Verlag, Heidelberg, 2010

Schimmel, H.W. Leitfaden zur Anwendung der Bioelektronischen Funktionsdiagnostik (BFD) Pascoe, Gießen, 1976

Schimmel, H.W. Bewährte Therapierichtlinien bei chronischen Erkrankungen, Band 1 – 3 Pascoe, Gießen, 1980 – 81

Schimmel, H.W. Funktionelle Medizin Bd. 1, Haug-Verlag, Heidelberg, 1991

Schimmel, H.W. Funktionelle Medizin Bd. 2, Haug-Verlag, Heidelberg, 1993

Silbernagl / Despopoulos Taschenatlas der Physiologie Thieme, Stuttgart, 1979

Vogel, A. Die Leber, Verlag A. Vogel, CH Teufen, 1980

Volkmer, D., Jenseits der Molaren – Zahnmedizin oder Zahn-Heilkunde, 2. überarbeitete Auflage, Books on Demand, 2008

Volkmer, D., Mars im Spiegel – Mythologisch-bißliche Betrachtungen, 3. Auflage, Books on Demand, 2008

Volkmer, D., Wege zum VEGATEST Energetik-Verlag, Sulzbach, 1992 (vergriffen)

Volkmer, D., Gesunde Zähne bis ins Alter, Sanfte Behandlung durch Biologische Zahn-Heilkunde, Books on Demand, 2016

Volkmer, D., Homöopathie und Zahn-Heilkunde, Tipps, Anregungen, Hinweise, Books on Demand, 2016,

Zahn-Schmerz, Schmerzen im Zahn-Mund-Kiefergebiet, Books on Demand, 2017

Voll R. Kopfherde, MW Verlag, Uelzen, 1974

Wendt, L. Die Wendt-Therapie, Europ. Gesellschaft für Medizin, Brüssel, 1982

Woltersdorf, H.W., Die Schöpfung war ganz anders, Walter-Verlag, Olten, 1976

Woltersdorf, H.W., Phänomen Schwerkraft - Das Medium mit dem wir denken, Walter-Verlag, Olten, 1977

Weitere medizinische Literatur des Verfassers

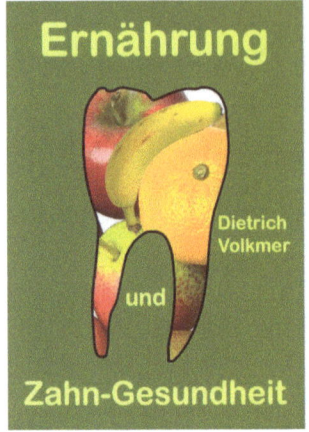

Ernährung und Zahn-Gesundheit
ISBN 9783752831351,
2018, Books on Demand, 80 Seiten,
mit Farbgrafiken, 16 Euro
Es geht um die Gesundheit der Zähne
incl. Zahnbett, Kieferknochen etc.
und um die Beziehung zum restlichen
Organismus

Näheres unter
www.literatur.drvolkmer.de

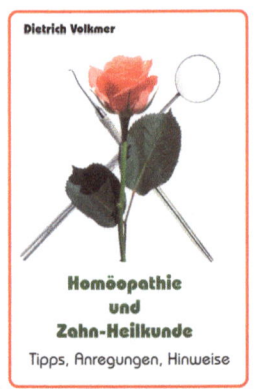

Homöopathie und Zahn-Heilkunde
Tipps, Anregungen, Hinweise

Books on Demand, 2016,
ISBN 9783837094015

Näheres unter
www.literatur.drvolkmer.de

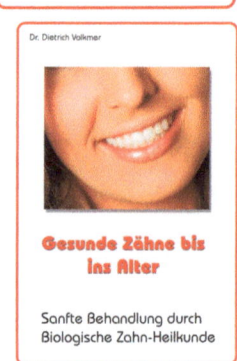

Gesunde Zähne bis ins Alter
Sanfte Behandlung durch Biologische
Zahn-Heilkunde

Books on Demand, 2016,
ISBN 9783833498767

Näheres unter
www.literatur.drvolkmer.de

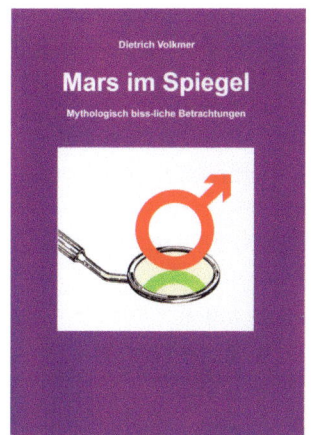

Mars im Spiegel
Mythologisch-bissliche Betrachtungen

Books on Demand, 2. Auflage, 2003
ISBN 9783833004452

Näheres unter
www.literatur.drvolkmer.de

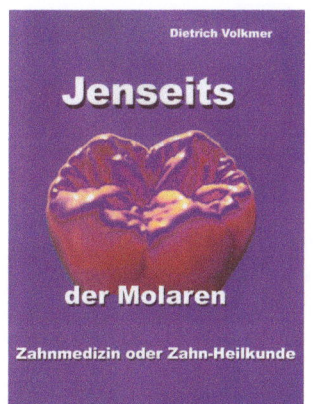

Jenseits der Molaren
Zahnmedizin oder Zahn-Heilkunde

Books on Demand, 2. Auflage, 2008
ISBN9783837058468

Näheres unter
www.literatur.drvolkmer.de

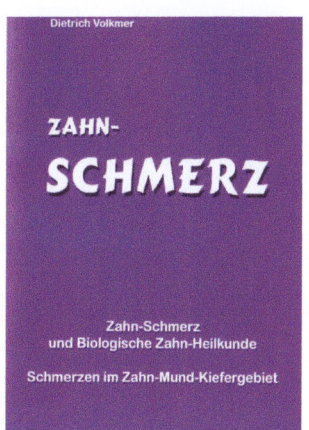

Zahn-Schmerz und Biologische
Zahn-Heilkunde
Schmerzen im Zahn-Mund-Kie-
fergebiet

Books on Demand, 2017
ISBN 9783743192003

Näheres unter
www.literatur.drvolkmer.de

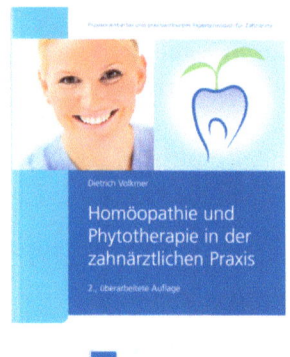

**Homöopathie und Phytotherapie
in der zahnärztlichen Praxis**

Spitta-Verlag, 2. überarbeitete Auflage,
2013
ISBN 9783943996104

Näheres unter
www.literatur.drvolkmer.de

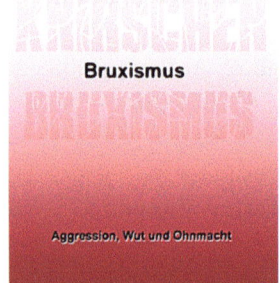

**Knirschen Bruxismus
Aggression, Wut und Ohnmacht**

Books on Demand, 2011
ISBN 9783844806052

Näheres unter
www.literatur.drvolkmer.de